最強の妊活

38歳でも妊娠力が高まる!

峯村静恵
Minemura Shizue

KADOKAWA

はじめに

漢方サロンでカウンセリングを始めて18年。その間、数多くの不妊で悩む女性の相談を受けてきました。そして、虚弱で体力のない私自身が「養生」をすることで39歳のときに第一子を、43歳で第二子を出産。「養生」の大切さを実感しています。

2017年の中日新聞の記事によると、体外受精42万件のうち出産に成功した女性の割合は11・7%とのこと。正直、この数字を見て驚きました。あれだけ高額な治療費をかけて挑む体外受精をもってしてもこの成功率なんです。

2018年8月、私は『待ったなし！　崖っぷち高齢不妊女性のための超スパルタ妊娠マニュアル』を出版しました。体外受精ですら結果を出せずにいる女性たちが、治療に頼るだけでなく、日々の食事と睡眠など普段の生活習慣を省みて改善し、養生生活を送り、妊娠・出産した症例を掲載して多くの反響をいただきました。また、妊娠マニュアル出版前から私の提案する養生法がアメーバブログで話題となり、養生をしただけで妊娠・出産した妊活ブロガーさんが次々と登場し始めました。

私の提案する養生法はタダでできます。「タダでできる養生法（生活改善）」を行ったところ、養生を実践しただけで妊娠したということで「タダ症例」と名づけました。「タダ症例」が増えれば取材が来て、この養生が全国区で紹介され、広まるかもしれないと、出産までフォローし続けていたのです。

そんな中でこの本を出版するお話をいただきました。この機会に養生の大切さを多くの妊活に取り組む女性たちに届けたい、そんな思いで綴っていきたいと思います。

少し私の話をしますね。私は、幼少のころから病弱で体調不良に悩まされてきました。風邪が長引いて咳が続けば気管支喘息になり、さらに長引けば血痰を吐いてしまいます。小学校では体育の授業もままならず、ウォーミングアップの段階で喘《ぜい》鳴《めい》がして途中離脱を何度も経験した体力のなさです。

大人になってからも虚弱で体力が人並みではない私は、人並みに働くこともかなわず、体を壊して退職。実家に戻り、薬剤師である母が経営する薬店で療養を兼ねて細々と働く日々を始めます。

胃腸が弱く、生理時には下痢をして、眠くてだるくてしかたがない。毎月の生理のたびに風邪をひくのです。社会人になり、病弱な自分の体力を無視して仕事と不摂生（食事のバランスが悪く、栄養不足、夜の寝不足）により壊れてしまった体。自らの体調不良を改善するべく、日々の生活に気をつけて無理をしないように一年一年と過ごすうちに、生理時に寝込むことも減り、薄紙をはぐように少しずつではありますが確実に回復していきました。


そのような病弱な過去を持つ私が中医学をもとに養生することで、39歳、43歳という高齢で自然妊娠・出産しました。

世の中には高齢で出産された有名人が大勢いますし、マスコミでも大きく取り上げられていますよね。しかしその方たちの多くがもともと体力のある元気な女性たちです。それぞれの職業をみると病弱では到底務まらない仕事内容です。

中医学では強靭な肉体は精力（生殖能力）も充実していると考えていて、強靭な肉体の持ち主と一般人とは同じにはならないと私は考えています。実際に、不妊で悩む多くの女性たちは何かしらの体調不良を抱えています。

この本では、病弱な体を抱えながら高齢で出産をした私の体験と漢方サロンでの長年のカウンセリングをもとに、高齢出産といわれる35歳以上で体の不調を抱えながらも妊娠・出産するために必要な養生と私がブログで紹介している方法論を進化させた「新シーちゃんメソッド」をご紹介します。さあ、うかうかしている時間はありませんよ！　ビシバシと行きますからね。

峯村静恵

第1章

妊活は「若見え」から

第2章

妊活の基本のキ

第3章 「新シーちゃんメソッド」で妊活を始めよう

第4章 タイプ別実践！「新シーちゃんメソッド」

第5章 妊活からの妊娠・出産

▼本書は妊娠のヒントになることを目的にしていますが、最終的にはご自身のご判断で進めてください。
▼体調改善や妊娠には個人差があります。本書で紹介している内容は体験を元に提案していますことをご理解の上、実践してください。もし、体調が不安な場合は、医師と相談しながらお進めください。

参考文献

『現代語訳◎黄帝内経素問 上巻』
（南京中医学院編、東洋学術出版社）
『カラー版経穴マップ イラストで学ぶ十四経穴・奇穴・耳穴・頭鍼』
（王暁明著、医歯薬出版）

デザイン 小口翔平＋喜來詩織（tobufune）
カバー写真 Cultura/アフロ
イラスト YAB
編集 高橋章子（BBI）
小沢明子
DTP センターメディア
校正 鷗来堂

第1章

妊活は「若見え」から

女性は7の倍数の年齢で体が変化する

『黄帝内経《こうていだいけい》』と出産

中医学の古典『黄帝内経』には次のような記述があります。

「女性は7の倍数で体が変化していきます。

14歳で衝任脈《しょうにんみゃく》が通じます（体の前面を通っている衝脈と任脈のエネルギーが充実して、初潮が起こる）。

21歳で精力や生殖能力が整ってきます。

28歳になると筋骨が充実し、毛髪も伸び、体は充実して旺盛になります。

35歳になると**陽明系の脈がしだいに衰えて**顔面がやつれ始め、髪も抜け始めます。

42歳になると**3つの陽経の脈はすべて衰えてしまいます。**顔面の老化が顕著になり頭髪も白くなり始めます。

49歳になると体は老い衰えて月経が停止し、子どもを産むことができなくなります。

まれに、年老いても産むことができる人がいるのですが、その人は天から授かった精力が他の人よりかなり多く充実しているためです。気血経脈が常に通じていて（全身に必要なエネルギーが十分に体にめぐりわたっている状態）腎気（生殖機能と老化に関係する気）が有り余っているからです。

一般的には49歳を過ぎなくても精力は底をつき、子どもをつくれなくなります。ただし、**養生をわきまえている人は老化の速度を遅らせることができ、高齢でも子どもを産むことができるのです**」

文字を赤くしたところをもう一度読んでみてください。このあたりの手当てに、35歳以上の高齢での妊娠・出産のポイントが書かれていると思います。

私も病弱で体を壊してしまった過去があるので、養生をある程度わきまえて生活していました。「養生」とは、毎日の生活に心を留めて、健康を取り戻したり健康増進につとめたりすることです。

私は、高齢での妊娠・出産のポイントを手当てして、老化を遅らせ、子どもを産むことができるようになる「養生」を「妊活養生」と名づけました。私も実践し、2人の子どもを授かった「妊活養生」を皆さまにお伝えしたいと思います。

ではさっそく、中医学をもとに「妊活養生」とは何かを紐解いていくことにしましょう。これは第3章の実践的な養生法「新シーちゃんメソッド」を行う前に必要な、「妊活の基本のキ」ですから、とっても大事！　体全体を若返らせる秘訣が満載です。

若く見える人は妊娠しやすい？

「若見えさん」ってどんな人のこと？

私はこれまで、数多くの妊活中の女性のカウンセリングをしてきました。その中で、初めてお会いしたときに、**実年齢よりも若いという印象を持った方は、比較的スムーズに妊娠している**ということに気づいたのです。そんな「若見えさん」は、肌や髪が若々しいだけではありません。はつらつとした雰囲気も、意識にも共通点がありました。年齢より若く見えるというのは、髪がふさふさし、量が十分でツヤがあり、白髪は少なめです。皮膚にハリとツヤがあり、しわやたるみ、目の下のクマ、シミなどはあまり目立ちません。また、いきいきとした目や表情で輝きがあり、みずみずしい雰囲気です。

顔や頭部の健康、若々しさをチェック！

〈若見え〉

・肌はツヤツヤしていてコンディションが良い
・乾燥による細かいしわがない
・シミ、そばかすが少ない
・クマがなく肌色は明るい
・目の下、頬、あごなどのたるみがない
・髪の毛はふさふさで生え際の薄さもなく量もたっぷり
・目に力がある

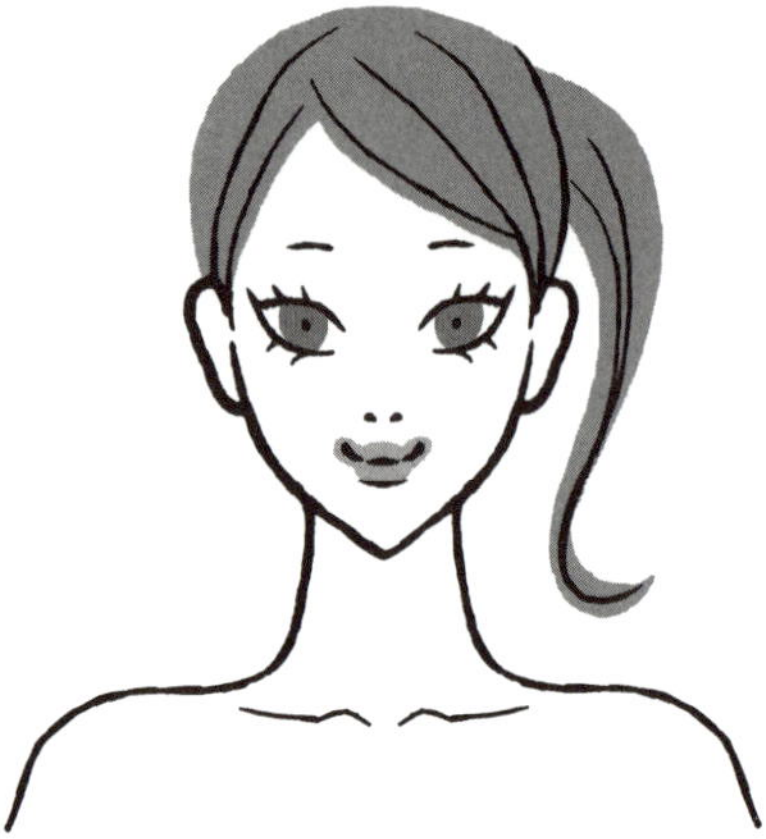

〈老け見え〉

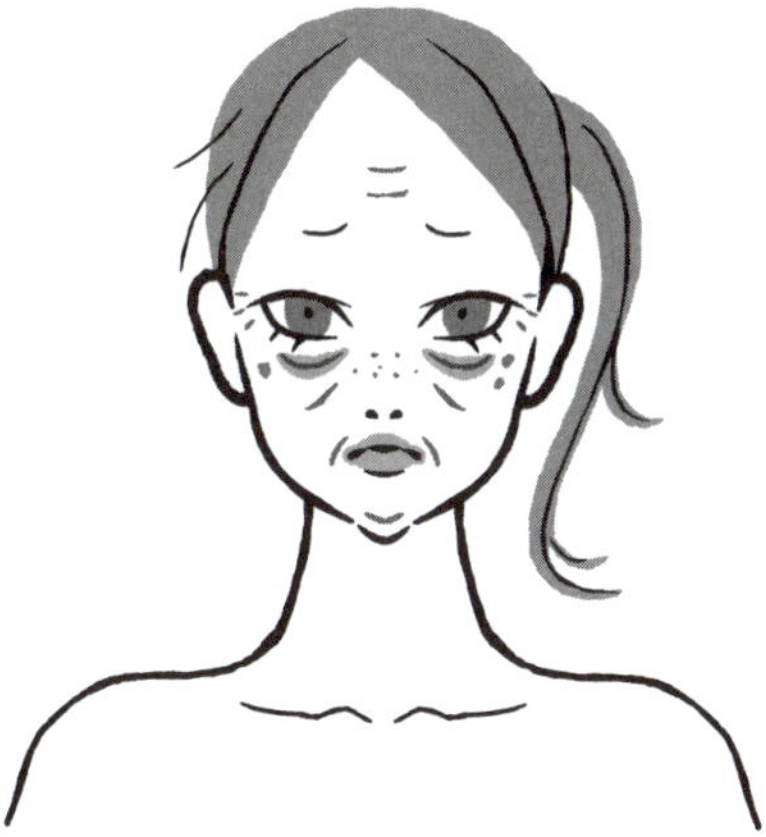

・ちりめんじわが多い。乾燥肌で粉吹きやすい
・ニキビ、吹き出物ができやすい
・シミ、そばかすが多い
・クマがあってくすんでいて黒ずんでいる
・薄毛で地肌が見えている。
・髪の毛がぱさぱさしていて枝毛が気になる
・白髪が多い
・目力がなく、トロンとしている
・視力が悪い、目のトラブルを抱えている
・二重あご、目の下や頬のたるみが目立つ

いかがでしょうか。鏡で自分の顔を確認してみてください。今の自分はどんな状態ですか？　次のページからの項目も要チェックです。

35歳から衰え始める陽明系の病状をチェック!

次に、『黄帝内経』で35歳から衰え始めるとされている陽明系の病状に当てはまっているかどうかもチェックしてみましょう。印をつけた項目が多いほど、体の老化が始まっているということです。

□目が弱い、飛蚊症《ひぶんしょう》(蚊が飛んでいるように見える)など目の疾患がある
□目のあたりがぴくぴくする
□目がよく疲れる
□目が赤い
□鼻炎、鼻疾患がある
□あごやかみ合わせトラブルがある
□歯痛がある
□耳下腺炎がある
□耳鳴りがある

□頭痛、偏頭痛がある
□皮膚トラブルがある
□高血圧または低血圧
□のどが腫れやすい、あごのリンパ節が腫れやすい
□甲状腺疾患がある
□飲み込みにくい
□喘息、胸部苦痛などの呼吸器疾患がある
□肋間神経痛がある
□食欲不振だ
□嘔吐や吐き気がある
□下痢、便秘、腸鳴（腸がグルグルと音を立てる）がある
□むくみがある
□尿トラブルや尿管結石がある
□生理痛や生理不順がある

若見えさんになるツボ押しのすすめ

これまでのチェックで、顔も体も衰えている……と嘆いている方、まずは若見えさんになるためのツボ押しをおすすめします。顔や頭には、任脈《にんみゃく》と督脈《とくみゃく》というおおもとのところは生殖器にたどり着く経絡《けいらく》（全身に張りめぐらされている気血の通り道）が通っています。その経絡上には経穴《けいけつ》（ツボ）が顔面の中心にならびます。また、名に陽がつく経脈が6本流れています（26〜33ページの図参照）。これらの経脈上には、若見えさんになるためのツボがたくさんあります。

24ページに顔のツボを掲載しましたので、ぜひ顔ツボマッサージをしてみてください。指の腹を使って押してみましょう。痛いところは強く押したりせず、やさしく毎日続けることが大事です。私も毎日やるのですが、結構滞っていて痛いところがあります。ツボ押しは美顔作用もありますよ。健康にも美人にもなれて一石二鳥です。お試しあれ。

陽のツボで若見えさんに

中医学には「陰」と「陽」の考え方があり、「陽」とは気の充実を表現しています。「気」は栄養と呼吸、もともと持って生まれた個体差のある遺伝的な気などを合わせたものと考えられており、臓器を正常に動かし、血液をめぐらせたり体を温めたり、病気から守ってくれる働きがあります。気が集まったものが「陽」とされているので、陽と名のつく経脈が通る**顔面や頭部の若々しさは、エネルギーの充実度を測るのにとても重要な役割を担っている**と私は考えています。

疲れがたまると顔に出ませんか？　夕方になるとワントーン肌色が濃く暗くなり、酷いと黒ずんでくる……。それはエネルギー不足を意味しているのです。

顔と頭の見た目の若々しさは陽のツボの気が充実しているか、エネルギーが湧き上がっているかを観察するポイントとなる重要な指標だと思います。

顔の陽系のツボMAP

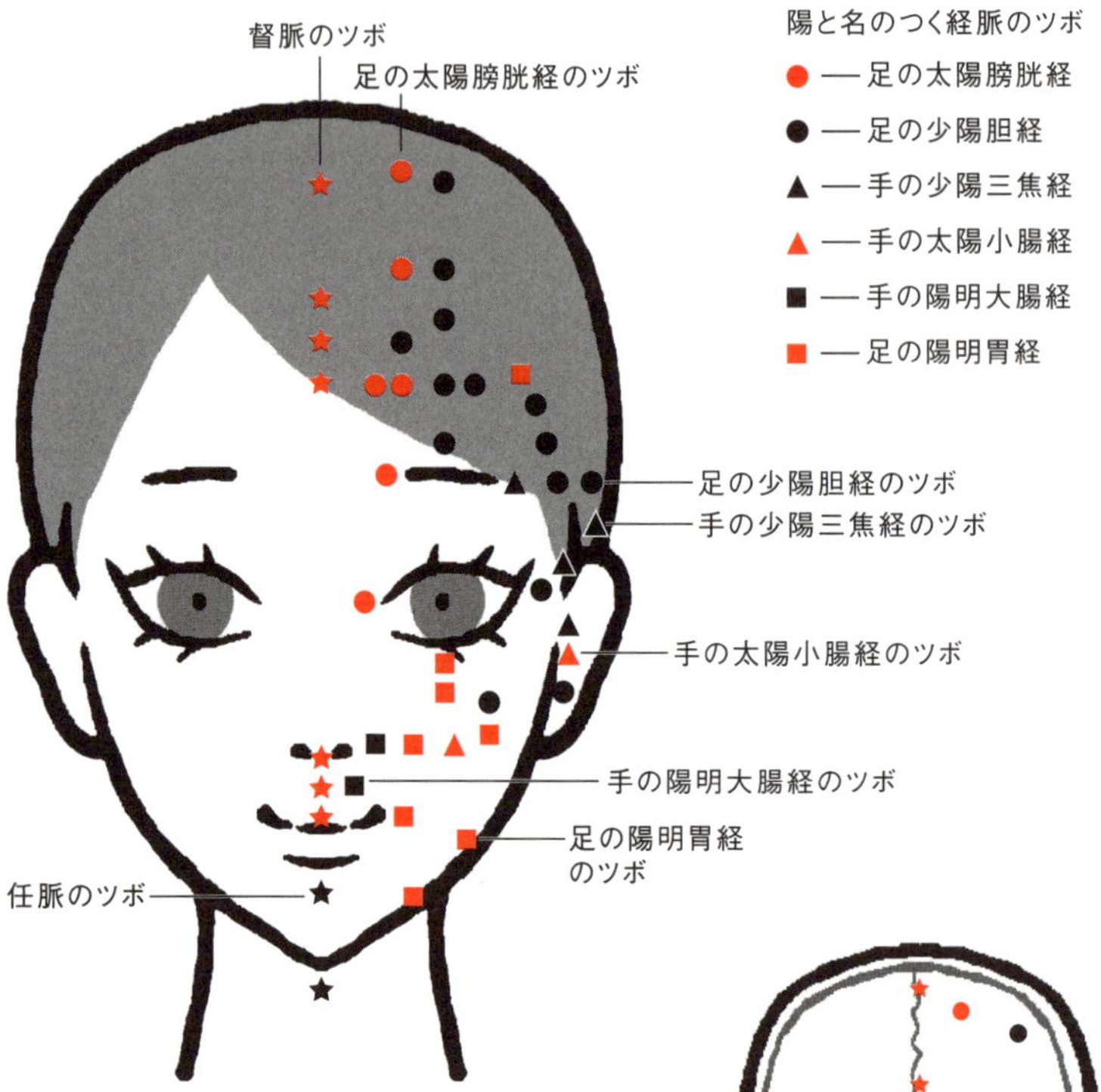

★ ── 督脈のツボ

★ ── 任脈のツボ

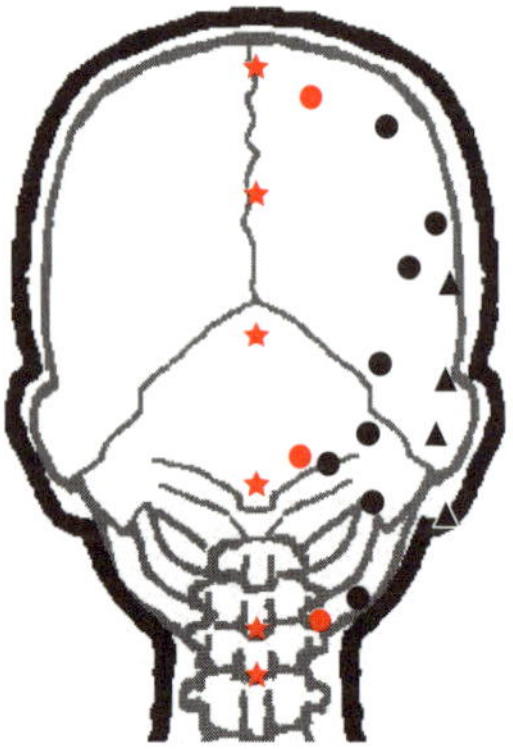

顔や頭には、任脈と督脈というおおもとのところは生殖器にたどり着く経絡や、陽と名のつく経脈が。その脈に沿ってツボがあるので、毎日数回、気がついたときに顔ツボマッサージをしてみましょう。19ページの老け見えさんになっている人は頑張って続けて。

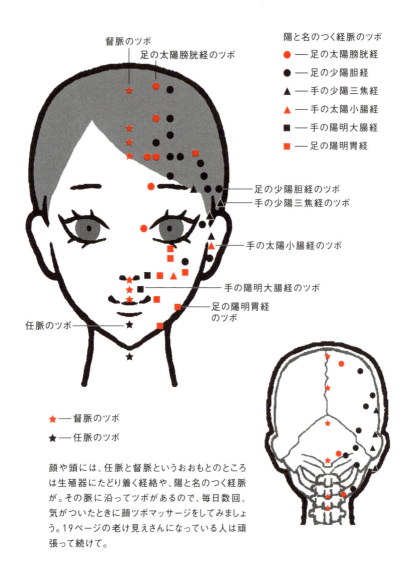

ツボ押しを習慣にして体の中から若返り

35歳と42歳から衰える陽明系の脈と陽系の脈

体全体が若返らなければ「みずみずしい若さ」を手に入れることはできません。**体全体のエネルギーが高まってこそ、妊娠・出産が近づきます。**ここからは、妊娠・出産に特に重要な経脈やツボについて皆さまと一緒に勉強するつもりでお話ししていきたいと思います。

子どものころから体が弱かった私も、20代後半から中医学を学び、そのおかげで徐々に元気を取り戻していきました。マッサージや鍼灸に通わなくてもできる、背中のセルフケアの方法（39ページ）もお話ししますので、寝る前などの時間をみつけて、ぜひ試してみてください。

35歳から衰える陽明系の脈

陽明系の脈とは「手の陽明大腸経」「足の陽明胃経」を指します。それが衰えてくると、エネルギー不足で生気がなく、老け見えさんになってしまうのです。

〈手の陽明大腸経〉

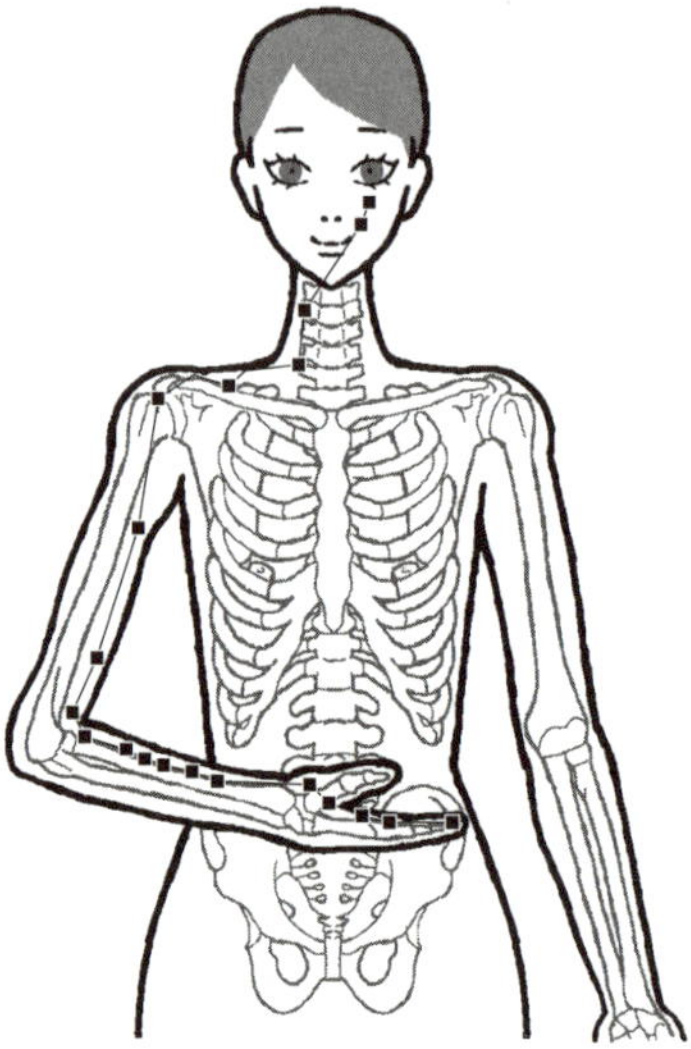

妊娠基礎力チェック表（54ページ）の「肺」、「大腸」（二便の便の項目）にあたります。ここに問題があると、鼻や皮膚のトラブル、のどの痛みや風邪のひきやすさ、腹痛や下痢などが主な症状として現れてきます。肩や歯のあたりを通ることから、肩や首のトラブル、歯の痛みも含みます。「**歯が強い人は精力も充実していて体も健康的**」と言われています。

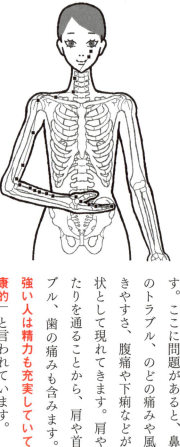

〈足の陽明胃経〉

妊娠基礎力チェック表では「脾」に属します。脾は食物を消化吸収するところで、ここにエネルギーが蓄えられると精力（生殖能力）になります。**脾がきちんと動いていると、生まれてから養われるエネルギー（後天の精）が十分に貯金されて精力へとつながっていくのです。**

ツボが足から脾、肺、顔面と並んでいるので胃腸虚弱はもちろんですが、喘息などの胸部苦痛、顔面では鼻、目、歯の症状なども含んでいます。

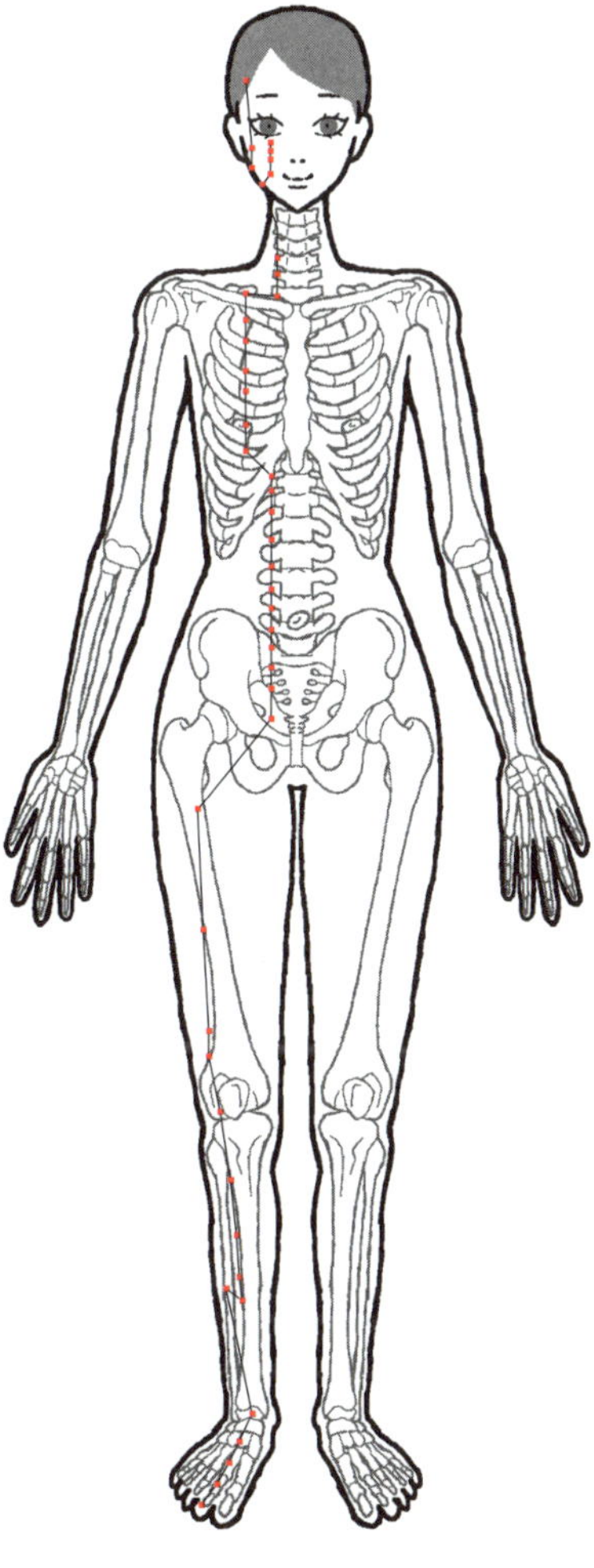

胃腸虚弱な体質の人は要注意！

35歳でまず衰えてくるのが26ページでお話しした2つの陽明系の脈です。これは、特に胃腸虚弱な体質の人は要注意ということ。実際に胃腸虚弱な方はエネルギー量がとても少ないのです。声がか細く、すぐ疲れます。食事も食べられたり食べられなかったりします。

その状態はよくわかります。私がそうだからです。

私は35歳からどころではなく、幼少のころから衰えていました。食欲はまったくなく、お腹がすいて何か食べたいなと感じたことは数回くらいです。給食ではいつも居残りでしたし、目の前の食事をどうやって説明して減らしてもらおうかと考えるだけで精一杯な子どもでした。

小学校1年生で体重が15kgしかありません。女子の平均が6歳で20kg、7歳で23kgくらいなので、15kgというのはとても痩せていますよね。喘息で皮膚病（アトピー性皮膚炎）、のども腫れやすく、普段から風邪をひきやすかったのを覚えています。

そんな病弱な私も、なんとか学生生活を終えて仕事に就くのですが、毎日の仕事で無理をして体調を崩し、寝たきりになるほどで、一人暮らしができないため実家に戻ってきました。

壊れた体を治すため、夜は早めに寝るようになりましたし、母の作った栄養満点の食事をとりました。そのおかげで少しずつ体も回復してきましたが、もともと病弱な上に、一度壊れた体を戻すのにかなりの時間がかかったのです。そのため、二度と同じことを繰り返さないようにと、20代の私は無理をしない生活を続けました。思えば、これが「養生」の始まりだったのです。

体調を崩していたころの私の見た目は、年齢プラス10歳くらいの印象だったと思います。それから少しずつ年齢相応の見た目に戻ってきています。夜中まで起きていることなく、できるだけ早く寝たあのころのおかげで、随分前から陽明の脈が衰えていた私でも、少し精力貯金ができていたのではないかと思っています。

42歳から衰える3つの陽経の脈

陽がつく経脈は、先に説明した「手の陽明大腸経」、「足の陽明胃経」のほか、「手の太陽小腸経」、「足の太陽膀胱経」、「手の少陽三焦経」「足の少陽胆経」の4つがあり、3つの陽経の脈とは、陽明、太陽、少陽の3つを指します。

〈手の太陽小腸経〉

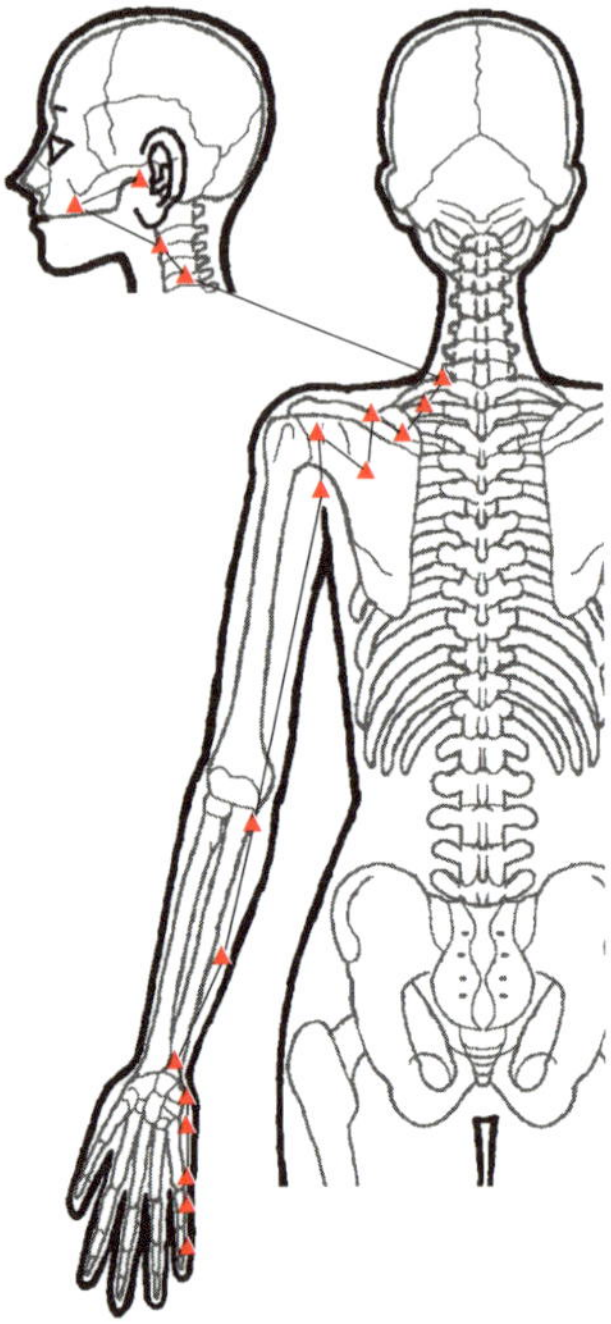

妊娠基礎力チェック表(54ページ)では「心《しん》」と関係があります。

ですが、ツボの並びを見ると、手から肩、耳のあたりを通っているため、症状としては、「心」の症状は少なく、頭痛やめまい、耳鳴りなどの症状と関係があります。

〈足の太陽膀胱経〉

妊娠基礎力チェック表では「脾、腎」にあたります。足先から背中を通り頭部まで分布しているため、全身に症状が現れます。**「腎」は生殖器と密接な臓器**なので婦人病、尿漏れなどの下半身症状、また、下痢、便秘などの消化器系の疾患、不眠、頭痛、めまいなど広範囲にわたります。

体のあちらこちらの調子が悪いときは「おおもとの臓器といわれる腎の精力が枯渇している」と考える「久病《きゅうびょう》は腎に及ぶ」という言葉通り、長期不妊女性の特徴と

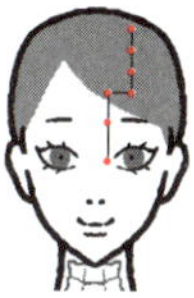

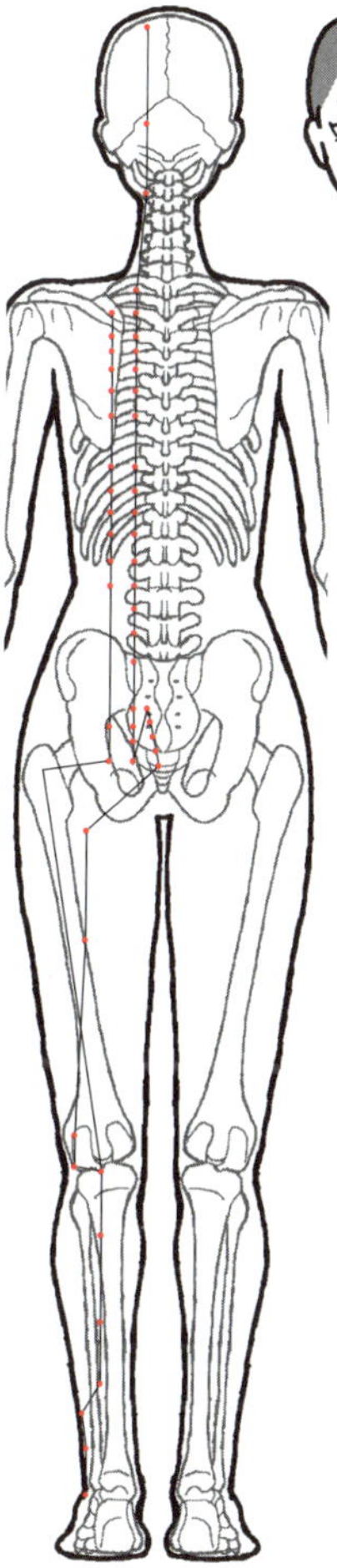

も言える症状が並びます。

〈手の少陽三焦経〉

「三焦」というのは、中医学でいう「五臓六腑」の「六腑」の1つで、お腹のあたりにあって、エネルギーをつくり出すと考えられています。

また、中医学で心臓を包む膜や袋とされる「心包」に関係していると言われていますが、どちらも実際に体の中にはない臓器です。

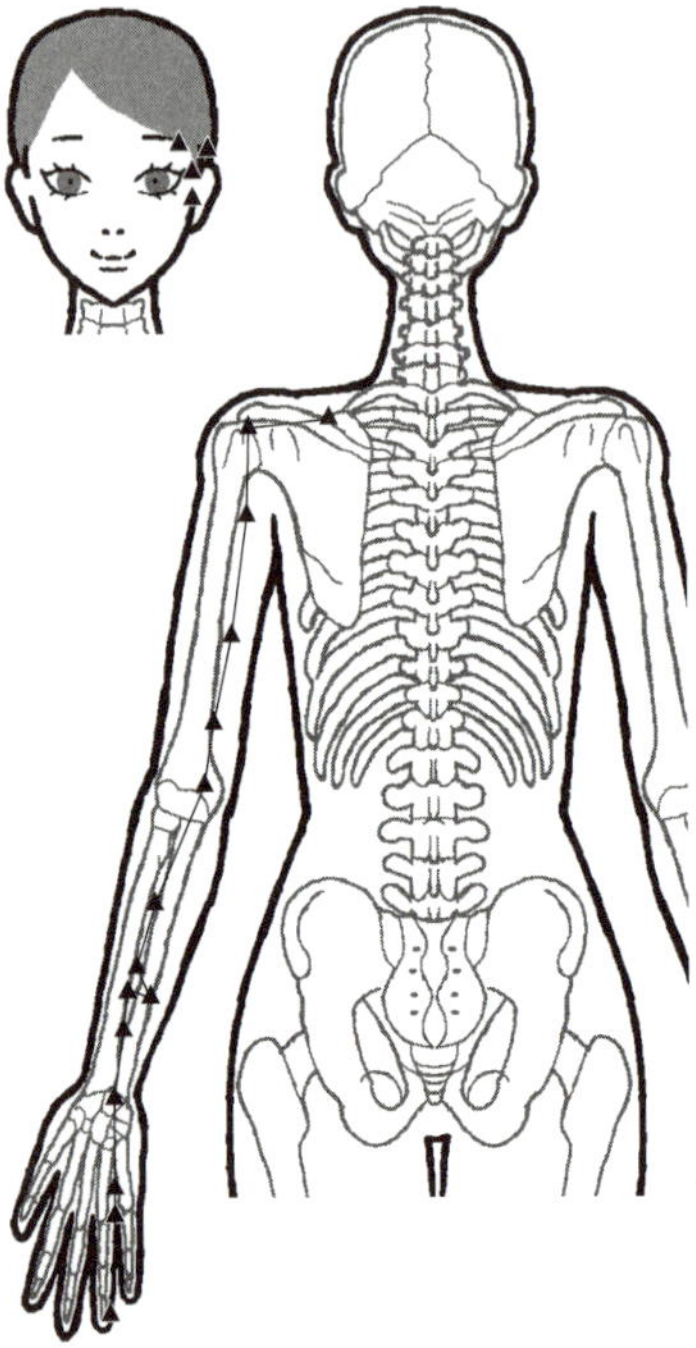

ツボの並びが耳から目の側頭部にあるため、この経に問題があると、頭痛、偏頭痛、耳鳴り、歯痛などの症状が現れます。

〈足の少陽胆経〉

妊娠基礎力チェック表では、「胆」にあたります。「胆」に入っていく経脈で、頭や体の側面を流れるため、側面に現れる症状が特徴です。

胆経にトラブルがあると、頭痛がしたり、めまい、耳鳴りなどの耳の疾患、胸脇《きょうきょう》苦満《くまん》（中医学での、みぞおちから胸のわきにかけての苦しい症状）、体の側面の遊走性の痛み（痛むところが移動する）などの症状が現れます。

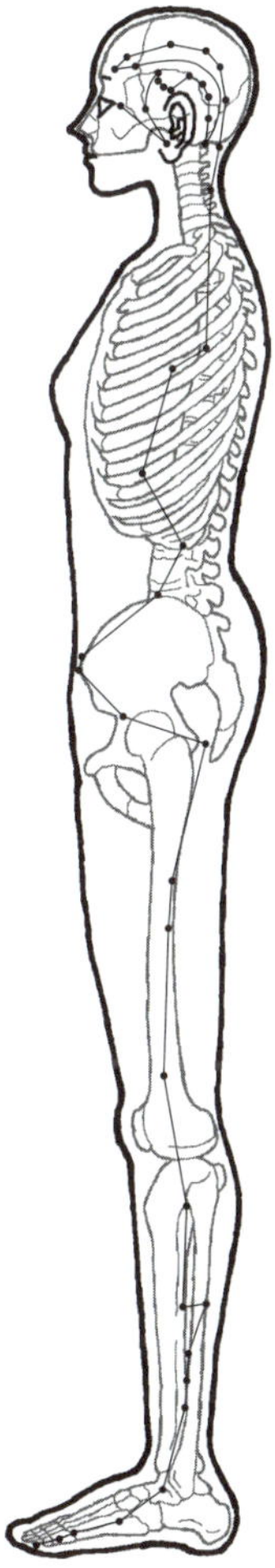

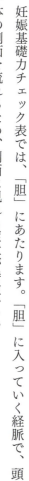

おすすめしたい
私がやっていた若返り法

エネルギー不足だった私も元気になった！

経絡には「陰」と「陽」がありますが、『黄帝内経』には妊娠・出産について「陽」との関係を示す記述がありましたのでご紹介してきました。「陽」の経絡に衰えがみられる症状が多く見つかった人は、エネルギーがかなり不足していると考えます。

これまで、なぜ経絡や経脈、経穴（ツボ）についてお話しさせていただいたかというと、『黄帝内経』に記述があったということも理由の1つですが、実は私、33歳のころからずっと鍼やマッサージで全身のツボを刺激し、コンディションを整えているのです。

病弱だった私が、38歳で第一子を自然妊娠・出産し、43歳で第二子を妊娠・出産。すべての時期で鍼やマッサージのお世話になっています。病弱でエネルギーが全体的に不足している私が無事に妊娠・出産できたのも、外からツボを継続的に刺激した影響がとても大きいと考えています。

全身のツボを刺激すると、体がどれくらいエネルギー不足なのかわかります。

ツボにずぶずぶと指が入っていき、力がなく、ぐにゃぐにゃしている。こんな豆腐みたいな体はかなりのエネルギー不足です。回復にもとても時間がかかります。胃腸虚弱は筋肉がつきにくい体質のため、ぐにゃぐにゃしている女性に多くみられます。

ストレスが多いと気が張って、体も張って硬くなります。そのときの精神状態や普段の生活が変化すれば、体のコンディションも前とは一緒ではありません。その日、そのときに合わせて体を整えていくことが大切です。

治療後も効果が持続するように、私は、「置き鍼」という丸いシールに小さな突起物のついているものをツボに置いて刺激していました。はがれてきたら交換して、継続的に行っていたのです。

ここからは、私がよく置き鍼をしていたツボや、陽だけではなく、陰の場所で妊娠・出産と関係が深そうな、自分でケアできる場所をご紹介したいと思います。若返りのツボと合わせて、押してみてください。


私が常に置き鍼をしていたのは、知っている人も多い「三陰交《さんいんこう》」です。3つの陰系の脈が交差するのでその名がつけられました。その名の通り、陰の経絡を見事にフォロー。婦人科系の痛みが楽になり、足先の冷たさが改善するなどかなりの効果を実感しました。私だけでなく、三陰交の置き鍼を始めて1カ月目に自然妊娠した女性も知っています。

そのほか「陰陵泉《いんりょうせん》」にも置きました。胃腸が不安定でストレスがあるとよくお腹が張るためです。

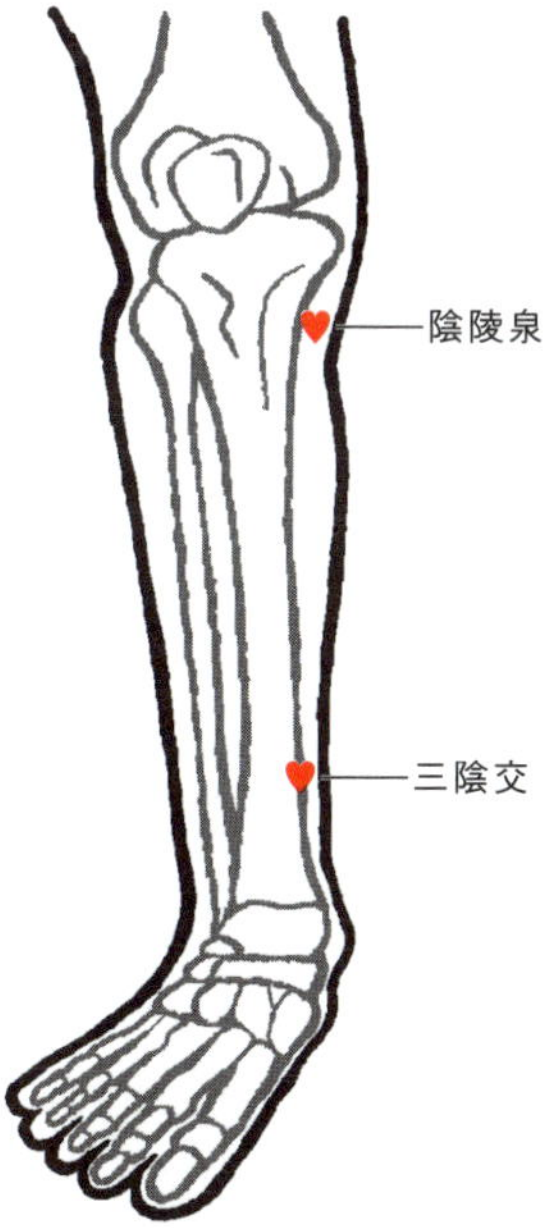

●**三陰交**

婦人科の諸症状、生殖器系の障害、慢性出血症状、消化吸収不良の障害、神経衰弱（婦人病でよく使われるツボ。更年期症候群、アレルギー体質にも）

●**陰陵泉**

婦人病、生殖器系の障害、腹脹（お腹が張った状態）、腹痛、下痢、腰痛（婦人病でよく使われるツボ。更年期症候群、泌尿器系の症状も改善できる）

当時の私は、とにかく体がつらかった！

20代からいちばんつらかったのが、背中です。これは毎日つらかった！

前述しましたが、背中には「足の太陽膀胱経」のツボが並びます。そのツボの中に体の根本エネルギーが湧き上がる腎兪《じんゆ》というツボがあります。私の場合、陽明系の脈が衰えるのは35歳どころではなく、背中は28歳ごろから何かストレスがあるとすぐに痛くなり、生理前は背中が張って痛くて、腰のあたりは重苦しくどんよりとし、足がだるくて眠れなくなりました。

28歳という年齢ではありますが、体の中身は42歳並み、とは言いませんけれど、五臓年齢はかなり高かったと考えてもいいでしょう。鍼、マッサージと両方の免許をお持ちの先生に、背中の骨際の腎兪から始まり風門《ふうもん》までを並びで押してもらいました。反発する力のないところや硬くて張ったところは、置き鍼でも刺激をします。最初は虚弱でずぶずぶと指が入っていた私のツボも、月日が経過するうちに力が湧き、同時に体調もスタミナがついてきて、バテにくく元気になりました。

セルフケアをしてみよう

鍼やマッサージに通うには、毎回料金がかかります。予算があまりない場合は、ドラッグストアなどでセルフケア用の置き鍼（円皮鍼）を購入し、まずは、三陰交、陰陵泉に置いて体の調子をみていきます。

背中は自分だけでは手が回らないところもあるので、ツボピローを使ってみることをおすすめします。丸い玉が2個または4個ついている器具（いろいろなタイプがあります）で、あお向けに寝て、背骨をまたぐように置き、骨際を上から順に刺激していきます。私も自宅で使っているのですが、自分で気持ちのいいところを探せ、いい具合に背骨の脇のツボを刺激してくれます。インターネット通販でもすぐに手に入りますので検索してみてください。気持ちよくて、知らない間に寝てしまうこともありますよ。背中は「足の太陽膀胱経」で「腎」に関係し、精力貯金につながるツボが並びますからぜひ刺激して欲しいと思います。

足ツボマッサージもおすすめ！

足背面

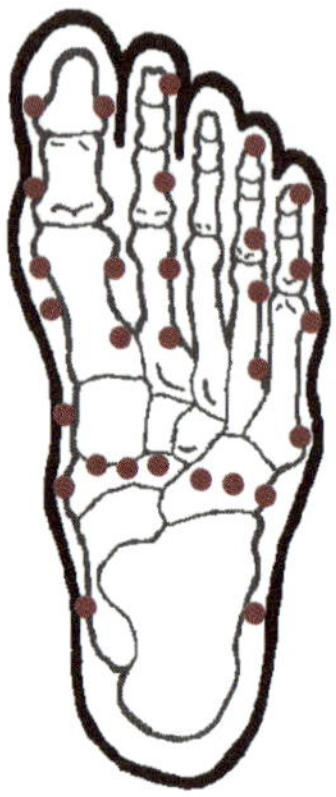

足外側面

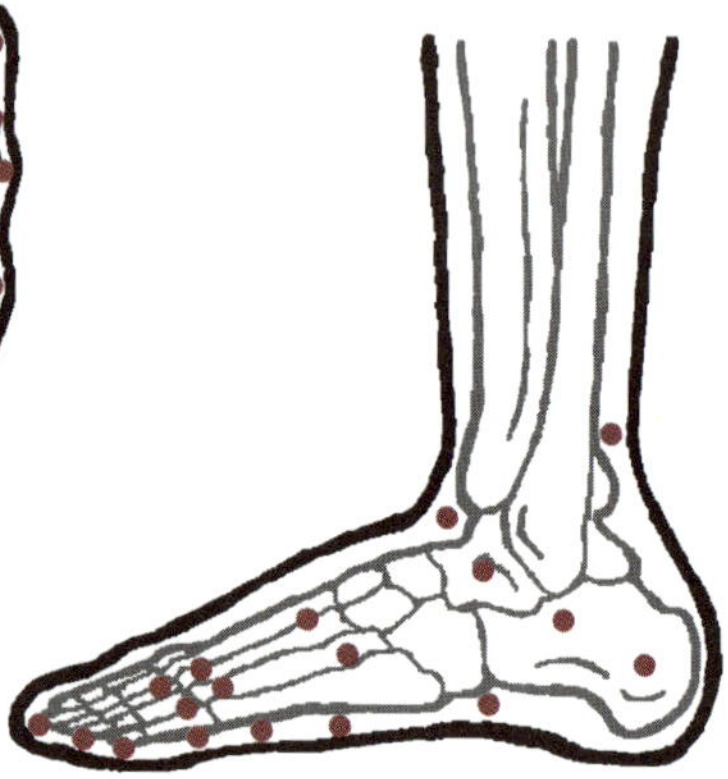

足から始まる経脈も多いですね。足は自分で刺激できるところなので、ぜひ痛いところをゆっくりほぐして欲しいと思います。力いっぱいギューギュー押す必要はありません。痛気持ちいいと思うくらいにして、続けましょう。

高齢になると、「気」が頭のほうへ上がってしまいがち。「気」が下がらないと空虚（75ページ）になります。このような場合や不眠にも、足ツボマッサージがおすすめです。

現代女性は養生不足！どんなに元気と思っても注意して

女性ホルモンもどんどん減っていく現実！

次のページの表をご覧ください。『黄帝内経』の腎気の盛衰と女性ホルモン（エストロゲン）の分泌量の変化を表したものです。20代後半をピークに35歳ごろから老化が始まるというのは2つとも一致しています。

さらに、妊娠しやすさを表す妊孕性《にんようせい》もほぼ一致していて、**30歳を過ぎると徐々に減少し、35歳から一気に下がり始め、40歳になるとさらに減少**していきます。

ホルモンという言葉すらなかった時代に書かれた『黄帝内経』ですが、時代が変わっても栄養状態が改善しても女性の妊娠・出産については大きく変化しないようですね。

『黄帝内経』の腎気の盛衰

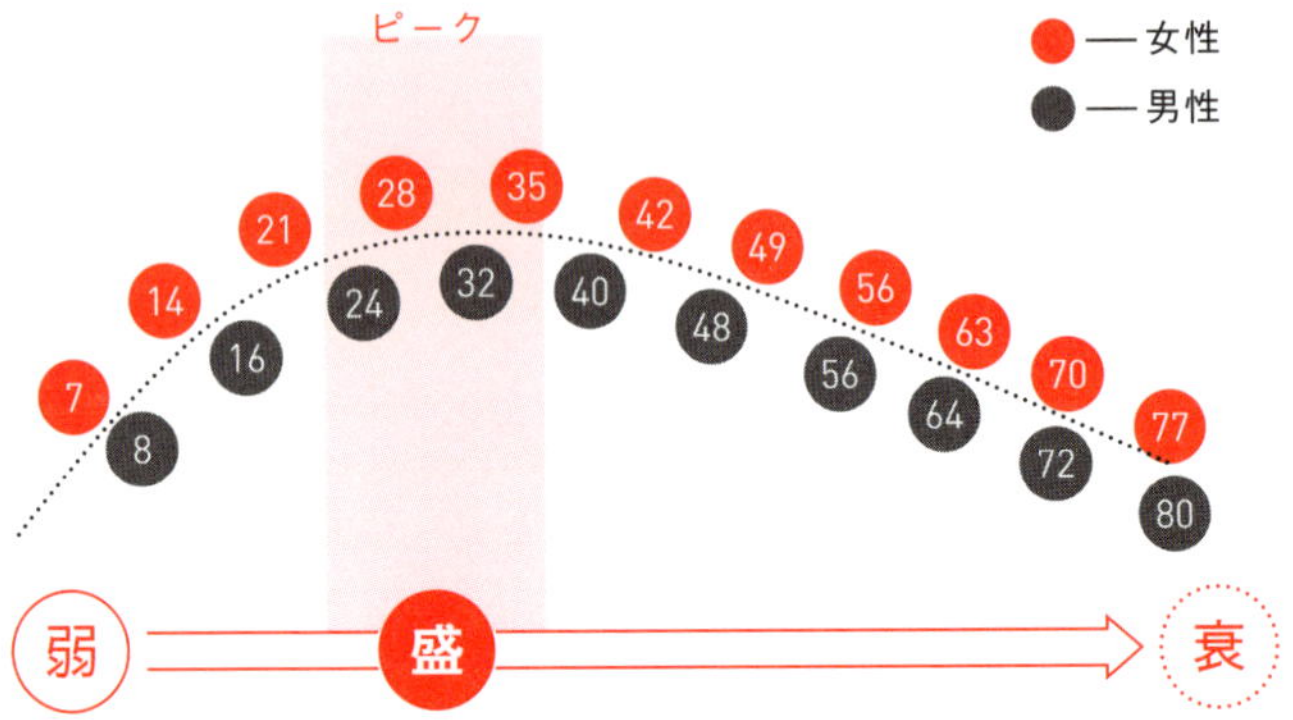

腎気の盛衰は、生殖機能と老化に関係している。丸の中の数字は年齢。男性は8の倍数で変化する。

女性ホルモン（エストロゲン）の分泌量の変化

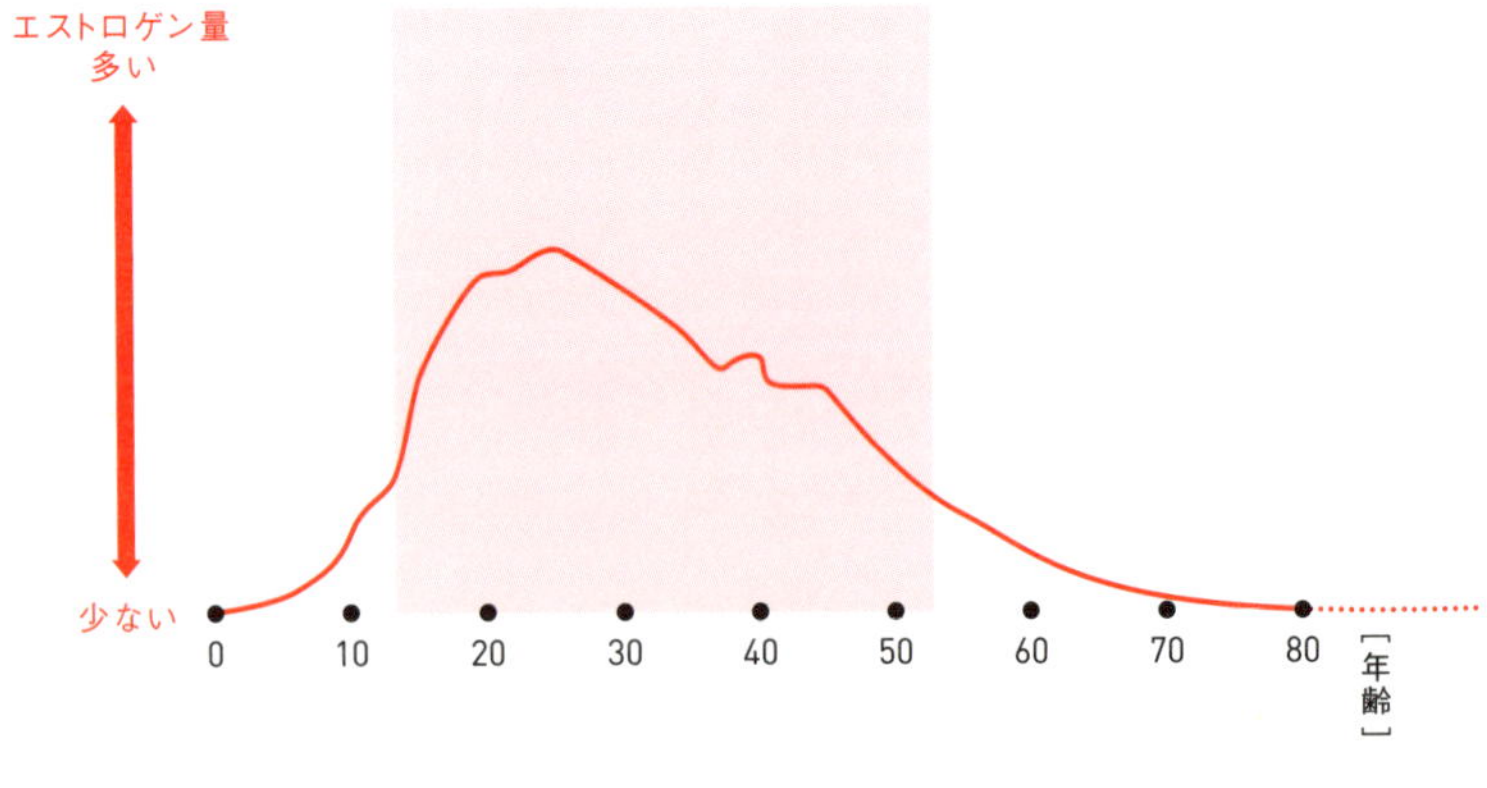

20代後半をピークに、どんどん分泌量が減っていく。

『Menopause Management』;13(4):12-17, 2004より

天から授かったもの

「天から授かったものが充実している人は、高齢でも子どもを産むことができる」と『黄帝内経』にありました。では、「天から授かったもの」とは何か、妊娠・出産に照らし合わせて考えてみましょう。

私が考える「天から授かったもの」は次のようなものです。多ければ多いほどプラスに働くように思います。

・祖母や母親も妊娠しやすく、何人も出産する。高齢出産の経験者が身内にいる。
・家族、親戚の中に、子どもが欲しくてもなかなかできなかった女性がいない。
・家族、親戚の中に病弱で寝ていることが多い人がいない。
・家族、親戚の中に婦人病や精神疾患にかかった人がいない。
・自分自身、幼いころから元気で丈夫だった。
・骨格がしっかりしていて、肉付きもよく、正しい姿勢をキープできる体幹を持っている。

・学生時代は運動部に所属し、バテないし疲れにくかったと思う。
・体力には自信がある。
・精神的に安定していてプラス思考である。
・食欲がしっかりと出て、3食きちんと食べられる。
・食事が消化吸収されて、自分の血や肉になっていると感じる。
・妊娠基礎力チェック表（54ページ）にチェックがほとんどつかない。

私は、見た目の若々しさもさることながら、基礎体力も大きく影響すると思っています。

骨格がしっかりとして、疲れにくい、スタミナがあって仕事が忙しくてもすぐに倒れたりしないことが多い元運動部の女性は、ちょっと体を休める生活をしただけで妊娠するケースがあるからです。激しい運動を減らしただけで妊娠した元運動部の女性もいました。もう最強だわ！　という感覚なのです。

天から授かった精力が充実している証拠です。

毎日の生活と養生

天から授かったものが少なかったとしても、安心してください。まだまだ可能性はゼロではありません。「養生をわきまえている人は、老化を遅らせることができて高齢でも子どもを産むことができる」とは期待が膨らむ一文ですね。自分の体の状況を知り、養生を行って妊娠・出産の可能性を広げていきましょう。

『黄帝内経』の養生とはどのようなものなのでしょうか。私の解釈も込みで要約すると**「季節の移り変わりを楽しみ、それに合わせ、自然界の『気』の方向をも考えながら『日の出』とともに起きて『日暮れ』とともに休む（寝ること）」**です。

今のこのご時世に日の出とともに起きて、日暮れとともに休んでいる人はいるでしょうか？ 24時間営業のサービスも増えてきて、女性もそれに参加しているわけですから、残念ながら皆さまの生活では、ほとんどの女性が養生をわきまえて生活していないのが現状です。

だからといって開き直って夜中まで起きていても良いとは言えません。確かに夜遅くまで起きていて妊娠・出産できる人もいます。一方で、自分はなかなか妊娠しにくい、となれば、天から授かったものは少ない可能性が高く、普段の生活を振り返り、体力と相談し養生生活でリカバーする必要があるのです。

私は夜19時30分に就寝し、妊娠・出産

私がお伝えしている養生とメソッドに「早く寝る」があります。『黄帝内経』にもある「日の出とともに起きて日の入りとともに寝ること」に多大な必要性を感じ、私自身は19時30分に就寝したところ、43歳で妊娠・出産しました。42歳を過ぎて、すべての陽の経脈が衰え始める年齢からの妊娠・出産なのです。

私の体調はお話をしたとおり、天から授かったエネルギーは決して多くはないはずです。そんな私であっても妊娠・出産できるのです。虚弱体質の私が40歳を過ぎて「もう1人欲しい」と思ったとき、どうしたらよいか考えました。そこで『黄帝内経』に「日の入りとともに眠る生活は腎という生殖器と密接なところを養う」とあったのを思い出し、そのとおりに実践してみました。

仕事をかなり早く切り上げて、早めに夕食を作り、夕方の17時30分から18時ごろにはご飯を食べてお風呂に入り、長女と一緒に19時30分に寝る生活です。主人にはみんなが寝静まる22時過ぎにそーっと帰宅して欲しいと伝え、協力してもらったのも大きいです。パートナーが養生に協力的だと妊娠しやすいかもしれませんね。

19時30分から寝てしまいますが、ありがたいことに朝の6時までぐっすり眠れました。第一子の育児は、虚弱で非力な私にとってかなりの負担で、産んでしばらくはよかったのですが、10カ月を過ぎて子どもが風邪などの病気にかかると、その看病で徹夜も続いたうえ、毎日ではありませんが仕事にも行っています。仕事と看病の寝不足生活で積み重なる疲労は、ボディーブローのように私の体力をさらに奪っていきました。かなり疲れていたのです。

虚弱な私の妊娠タイミング事情

夜22時に寝ていた私が19時30分に寝る、この早寝生活は私の体をみるみるうちに回復させてくれました。それまでは一日終わるとぐったりだったのですが、少し力が残っているのです。そうすると、「もうちょっと家事を頑張ろうかな」と余力が出てきました。さらに、その余力を使いすぎないように貯金にまわし、動きすぎないように気をつけました。だいぶ元気になると料理に余裕が出てきます。ご飯も少し品数を増やして作り置きもできるようになりました。

そして余裕が出てきたところでタイミング（最も妊娠の可能性が高い排卵日前後に性交渉を行うこと）をはかったら、1回で妊娠したのです。

私は季節の移り変わりに敏感で、それによって影響を受けて体調も変化します。そのことと「人間も自然界の一部であるので影響を受けている」という中医学の教えを参考に、動物では繁殖する種類が減る冬はタイミングをとりません。

タイミングは気や精を失います。寒い時期はただでさえ気を失います。中医学的にタイミングのとり過ぎは、「気が不足している人」がやってはいけない方法です。体力不足の私は体感的にも疲れてしまい、かえってよろしくないため、時期を狙っていくのが得策と考えていました。春からぐっと寒くなる秋までの暖かい時期にトライして妊娠できなければ、冬にエネルギーを貯金して春に備えるのです。

41歳、42歳の疲れていたころ、何回か暖かい時期にトライしましたが撃沈。43歳の冬までと期限を決めた第二子妊活ですから、42歳の冬からは最後の「妊活養生」です。19時30分に就寝して、疲れすぎていないな、少し元気になってきたなと感じたころにとった夏のタイミングで1回で妊娠したのです。自分の体の元気さと妊娠は密接に関係していると実感した出来事でした。

「新シーちゃんメソッド」の完成

こうして私が実践したことを「タダ妊活」としてブログに書いたところ、多くの反響があり、妊娠報告が相次ぎました。また、私のところにやってくる不妊で悩む女性も増え、いろいろなお話を聞きながら改良を加え、妊活のための「新シーちゃんメソッド」が完成しました。

「新シーちゃんメソッド」を始める前に、しておくことがあります。「え〜？ すぐに始めたいのに」と思っているあなた、時間は限られているのですから、効率よく妊活するために必要なことです。次のページの順で進めていきましょう。

「新シーちゃんメソッド」の進め方

効率よく妊活をするため、「新シーちゃんメソッド」を始める前に、まずは①～③を同時に始めていきます。体が少し元気になったと思ったら、再度③のチェックをしてみて、チェックした項目が少なくなったら、「新シーちゃんメソッド」へGO!

① 「若見えさん」になろう

22～40ページのツボ押しを実践!
見た目はもちろん体の中も若返らせよう

② 「妊活養生」を始めよう

46ページからの私の体験談を参考に、
早寝早起きの「妊活養生」を始めよう

③ 「妊娠基礎力チェック表」のチェック項目を1つでも減らそう

54ページの「妊娠基礎力チェック表」で、
食事などのアドバイスを参考に、
チェックした項目を1つでも減らすように生活しよう

⇩

「新シーちゃんメソッド」の実践

③のチェック項目が減り、心身ともに前より少し元気になったと思ったら、第3章の「新シーちゃんメソッド」を読み、第4章の「タイプ別妊活実践編」で、自分に合ったタイプを見つけて、ステップアップしていこう

第 2 章

妊活の
基本のキ

今感じている不調から体の状態をチェックしよう

妊娠基礎力を確認しておこう

現代女性は、なんらかの不調を抱えていることが多いものです。たとえば、疲れやすい、唇や肌が乾燥しやすい、肩がこる、目がかすむ……このような不調があっても「病気とはいえないから」と、そのままにしていませんか。

また、不調を感じて病院で検査を受けたけれども、どこにも異常が見当たらず、医師から「しばらく様子をみましょう」と言われた経験がある人もいるでしょう。

中医学では、このように原因がはっきりしない不調にこそ注目します。不調をつきとめていけば、その人がもっている体質がわかるようになるからです。

「新シーちゃんメソッド」を始める前に、54ページからの「妊娠基礎力チェック表」でまずチェックしてみましょう。

質問の内容は、陰陽・寒熱、気血水、月経、臓腑などの項目に分かれ、症状だけでなく、生活習慣やメンタルにも及んでいます。中医学では、いろいろな角度からたくさんの情報を集め、体の状態をみることが重要とされているためです。「妊娠基礎力チェック表」の結果から、体のバランスはとれているか、妊娠・出産に必要なエネルギーは十分かどうかを探っていきます。

妊娠はおよそ10カ月の間、胎児という別の人間をお腹の中で育てていきます。母体の体調や栄養状態がよくなければ、胎児は順調に成長することができないし、無事にお産をすることもできないでしょう。

母体が心身ともに安定し、体のバランスがとれていれば、妊娠は比較的近いということができます。反対に、さまざまな不調で悩んでいたり、眠れなかったりしたら、体のバランスが乱れているうえに、エネルギーが大きく不足していることになり、妊娠からは遠いことになります。自分の体の状態がわかったら、日々の生活を見直して、妊娠に向かう体づくりをしていきましょう。

妊娠基礎力チェック表

表の設問の該当する項目にチェックを入れましょう。
チェックがどのくらいつくかによって、あなたの妊娠・出産に
必要なエネルギーは十分かどうかを探ることができます。

陰陽寒熱		□ 冷えを感じやすい □ 口やのどが渇く(実熱) □ 手や顔がほてりやすく、のぼせる(虚熱)
二便		□ 便がゆるいことがある □ 便秘をすると、コロコロ便になる □ 睡眠中にトイレ以外で目覚めることがある □ 残尿感があり、尿に勢いがない
汗		□ 人より汗をかきやすいほう □ 寝汗をかきやすい
睡眠		□ 睡眠中にトイレで目覚めることがある □ 夜22時以降に寝ている □ 寝つきが悪い □ 眠りが浅い □ 夢をよく見て覚えていることが多い
飲食		□ 間食をする □ お酒を飲む □ たばこを吸う □ 油もの・甘いものが好き
気血水	気虚	□ 疲れやすく体力がない □ やる気が起きなくなることがある □ 悩んでいる症状が疲れると悪化する
気血水	血虚	□ 貧血検査で陽性だったことがある □ 爪の色、唇の色が薄いことがある
気血水	瘀血	□ 右半身または左半身だけだるいなど半身に症状がある □ コレステロールや中性脂肪、血糖値が高い □ 体のどこかにチクチクした固定した痛みがある
湿		□ 風邪をひいていないのに痰がからむことがある □ 雨の日、症状が重くなったり、体がだるくなったりする

月経		
	月経前	□ 胸やお腹が張る
		□ 不安感がある
		□ 眠気、だるさがある
		□ 腰痛がある
		□ 頭痛がある
		□ 腹痛がある
		□ 便秘になる
		□ 食欲が増す、肌荒れしやすくなる
		□ 鮮血が出る
		□ ため息が出る
		□ イライラする
		□ 不眠になる
		□ 茶色のおりものが出る
	月経中	□ ちょろちょろと始まる
		□ 小さなかたまり（ひも状のものも含む）が出る
		□ レバー状の大きなかたまりが出る
		□ 出血量が多い
		□ 出血量が少ない
		□ しくしく痛い
		□ のしかかるように重く痛い
		□ 子宮を手で握りつぶされたように痛い
		□ 腰痛がある
		□ 足がだるい
		□ 下痢や軟便になる
		□ 便秘になる
		□ 頭痛がある
		□ めまい、ふらつきがある

月経	月経後	□ ぼーっとしたり、貧血になったりすることがある
		□ お腹がしくしく痛む
		□ 頭痛がする
		□ 出血がだらだらと続く
		□ しびれやめまいが起こる
	おりもの	□ おりものが水っぽい
		□ おりものが黄色くにおいがきつい
		□ おりものがない
		□ 陰部にかゆみがある
	排卵	□ 排卵痛がある
		□ 排卵出血がある
	月経の開始や周期	□ 月経の開始が14歳よりずっと後
		□ 月経の開始が10歳以下
		□ 月経周期が25日以下
		□ 月経が1週間以上続く
		□ 月経が2〜3日で終わる

臓腑		
	肺	□ ちょっと動いただけで息切れする
		□ 風邪をひきやすい
		□ 咳が出やすい、または喘息がある
		□ 声が小さい、か細いといわれる
		□ 鼻炎や花粉症などのアレルギー疾患がある
		□ かぶれやじんましんができやすいなど皮膚が弱い
		□ 唇や肌が乾燥しやすい
		□ のどがはれやすい
		□ 鼻がつまりやすい
	腎	□ 腰痛がある
		□ ひざなどに関節痛がある
		□ 足がだるくなることがある
		□ 呼吸が浅くなることがある
		□ むくみやすい
		□ 耳鳴りがする、聞こえにくいことがある
		□ 髪が抜けやすい、パサパサする
		□ 膀胱炎やカンジタ症になりやすい
		□ おりものが多い
	脾	□ 食べてもおいしく感じない
		□ 脂っこいものを食べると胃がもたれる
		□ 胃のもたれ感があり、朝お腹がからっぽな感じがしない
		□ すぐに満腹になるのにすぐお腹がすく
		□ 飲み過ぎたり、食べ過ぎたりすることがある
		□ 胃痛・腹痛がある
		□ 食後眠くなる
		□ 胃下垂など内臓下垂がある
		□ いつの間にかあざができていることがある

臓腑	脾	□ 不正出血の経験がある
		□ 食後に痰がたまる
		□ お腹の中でチャポチャポ音がすることがある
		□ ゲップがよく出る
		□ 口やのどが渇きやすい
		□ 口臭を感じる
		□ 口内炎ができやすい
		□ 唾液が薄い、唾液が多く出る
		□ 食べたものがつかえることがある
		□ ガスがたまりやすい
		□ 吐き気がある
		□ 食欲が落ちたり、逆に出ることがある
		□ くよくよしやすい
	胆	□ 初めての環境に慣れるまで時間がかかる
		□ 物音でびっくりする、音に敏感
		□ 優柔不断
		□ 落ち込みやすい
		□ マイナス思考になりがち
		□ 心配性
	心	□ 動悸がする
		□ 不整脈がある
		□ あまり外に出たくない
		□ いつも眠い
		□ 胸痛や胸苦しさがある
		□ 読書や仕事などに集中できない
		□ 人の名前や地名などが突然出てこなくなることがある
		□ 漠然とした不安感がある
		□ ソワソワして落ち着かないことがある

臓腑	肝	
		□ 肩こりや首こりがある
		□ 頭痛がある
		□ 目が充血しやすい
		□ 目が疲れている、かすむことがある
		□ ドライアイ、夜見えにくい
		□ 目の周りの筋肉がピクピクすることがある
		□ 飛蚊症がある
		□ 手足の筋肉がつる
		□ 手足がピリピリしびれることがある
		□ 手足がふるえることがある
		□ 爪が割れやすい、また線が入りやすい
		□ めまいや立ちくらみがある
		□ 緊張しやすい
		□ ストレスがある
		□ イライラしやすい
		□ せっかちである
		□ 怒りっぽく、怒りが爆発することがある
		□ 首筋にしこりができることがある
		□ ストレスを感じてのどがつまることがある
		□ 気分にムラが生じやすい
		□ ストレスや環境変化によって食欲にムラがある
		□ 歯ぎしりや食いしばりがある
		□ 足のつけ根がギューッと痛くなることがある

該当したチェック項目を減らして妊娠基礎力アップ！

食生活や生活習慣を見直そう

チェック表の結果は、いかがでしたか。

中医学的にみると、該当項目が少ないほど体調がよく、エネルギーが充実しています。つまり、妊娠の基礎力があるということです。

一方、複数の項目にチェックがついたら、体のバランスが不安定だったり、エネルギーが不足したりして、妊娠の基礎力が足りないということになります。妊娠の基礎力をつけるために、該当チェックがはずれるよう、養生を始めましょう。

養生法の1つに薬膳があります。薬膳とは、中医学に基づいた食事のこと。中華料理店で扱う食材だけではないので、手に入る食材で対応しましょう。食材には

「食性」があるのをご存じですか。体を温める食材（温熱性）、冷ます食材（寒涼性）、それぞれの食材ごとに性質が異なります。体が冷えているところにチェックがついたら、温める食材を。口やのどが渇くにチェックがついたら、冷ます食材を食べるとよいのです。

「外は寒い。私は高温期だけど、体温が低め。体が冷えているから温かくなる食材の鶏肉とねぎを使って鶏鍋にしよう」「外は暑い。私は低温期なのに、ほてって、のどが渇く。体が熱っぽいから冷めるようにあさりとトマトを使って煮物にしよう」

こんなふうに、体調に合う食材を使った食事をしてみてください。温熱性の食材、寒涼性の食材については、62ページの「不調の改善に効果のある食材」と、第3章の102ページでも紹介しています。臓腑に有効に働きかける食材も63ページに示しました。64ページからは、チェック項目について詳しく解説しています。その中でもチェックをはずすための生活アドバイスを紹介しています。しばらく養生を続けると、体調が改善されてくるはず。そうなれば、妊娠基礎力が整ってきたということです。

不調の改善におすすめの食材

妊娠基礎力チェック表で該当した不調の改善に役立つ食材を紹介します。すべての症状に対応しているわけではありませんが、食事を変えることで妊娠しやすい体をめざしていきましょう。

陰陽寒熱	冷え	鶏肉、羊肉、ニラ、長ねぎ、しょうが、こしょう、七味唐辛子、紅花（油・茶）、花椒（ホアジャオ）
	口やのどの渇き（実熱）	あさり、かに、大根、ごぼう、春菊、ゴーヤ、トマト、レタス、きゅうり、わかめ、昆布、はと麦
	手や顔のほてり（虚熱）	豚肉、あわび、黒豆、牛乳、豆乳、クコの実、松の実
二便	軟便	山いも、ハスの実
	コロコロ便	バナナ、ヨーグルト、牛乳、豆乳、落花生、松の実
	残尿感	ハスの実
汗	かきやすい・寝汗	山いも、ぎんなん
睡眠	寝つきが悪い	リュウガン
	眠りが浅い	牡蠣、なつめ
飲食	油ものが好き	たけのこ、こんにゃく、昆布
気血水 気虚	疲れやすい	鶏肉、なつめ
気血水 血虚	貧血	レバー、まぐろ
気血水 瘀血	右半身（または左半身）だけ症状が出る	紅花（油・茶）
気血水 湿	痰がからむ	黒豆、とうもろこし、はと麦、陳皮

月経		かたまりがある	マイカイカ(茶)、さんざし
月経		不安感・イライラ	ハーブ
月経		おりもの	緑豆、はと麦
臓腑	肺	息切れ、か細い	いも類、雑穀類
臓腑	肺	咳・喘息	れんこん、しそ
臓腑	肺	唇や肌の乾燥	あわび、山いも、豆乳、白きくらげ
臓腑	肺	のどのはれ	ラカンカ
臓腑	肺	鼻づまり	ミント
臓腑	腎	腰痛	えび、桜えび、ニラ
臓腑	腎	足のだるさ	羊肉、豚マメ(腰花)
臓腑	腎	むくみ	黒豆
臓腑	腎	耳鳴り・難聴	栗、ぎんなん、黒きくらげ、ハスの実
臓腑	腎	おりものが多い	小豆、はと麦、花椒(ホアジャオ)
臓腑	脾	口が渇く・口臭・口内炎	トマト、とうがん
臓腑	脾	ガスがたまる・吐き気	しょうが
臓腑	脾	ストレスで食欲変動	しそ
臓腑	脾	くよくよする	ゆりね
臓腑	胆	環境に慣れるまで時間がかかる・音に敏感・心配性	うこん
臓腑	心	動悸・不整脈	ゆりね、ココナッツ、ハスの実
臓腑	心	胸痛・胸苦しさ	らっきょう
臓腑	心	名前が出てこない・不安感・ソワソワする	なつめ、リュウガン
臓腑	肝	肩こり・頭痛	菊花+ミント(茶)
臓腑	肝	目のトラブル	菊花、クコの実、ハブ茶
臓腑	肝	爪のトラブル	レバー、黒ごま
臓腑	肝	緊張、ストレス	マイカイカ(茶)、ジャスミン(茶)
臓腑	肝	イライラ	春菊、トマト、セロリ

普段の体のパワーは満たされていますか？

陰陽・寒熱

「陰陽」は、自然界のすべてのものを「陰」「陽」の相反する2つの要素でとらえる中医学の根本の考え方です。中医学では、陰と陽の2つの要素がお互いの不足を補いつつ、適度なバランスを保っている状態を健康としています。

男性と女性を陰陽で分けると、男性は陽、女性は陰に属します。ただし、男性は陽だけ、女性は陰だけが充実していればいいということではありません。健康を維持して妊娠するには、**男女とも陰陽の力をバランスよく整えておくことが大切**になります。

「寒熱」の項目は、体が冷えているか、熱がたまっているかをチェックします。

冷えを感じやすい人は、体が冷えています。手足がほてりやすくのぼせる人は、体に熱がたまっています。口やのどが渇くというのは、熱がたまっている証拠です。冷えていれば体が寒に傾いていて、温める力、つまり陽が不足しています。ほてっていれば体が熱に傾いていて、冷ます力、つまり陰が不足しています。

体が冷えている人は、眠い、だるいなどの症状が現れます。冬になると動きにくくなる人も、体全体が冷えています。このタイプは気が足りないので、しっかり体を包みましょう。寒い日は、一枚多めに着るなど、気温に合わせて服装の調節をすることが大事です。

体に熱がたまっている人には、「実熱」「虚熱」の2つのタイプがあります。実熱は体全体が熱っぽい、月経の出血量が多い、口やのどが渇くなどの症状が現れやすく、虚熱は体全体がじんわりと熱い、手のひらだけが熱いなど、更年期によくみられる症状が現れます。

この項目の「冷え」と「のぼせ」の両方にチェックがついた人もいますよね。実は、30代の後半から、冷えも感じるけれど、のぼせることもあるという「冷えのぼせ」の人がとても増えてきます。体は冷えを感じるのに、顔や頭がポッポッと熱くなるというのは、冷えのぼせの人の症状です。

長く不妊で悩んでいる人は、どうしてもストレスがたまります。ウツウツとした気持ちがつのると、「肝鬱化火《かんうつかか》」といって顔がほてるようになります。この場合も、足が冷えていれば冷えのぼせと考えます。

冷えのぼせの人は、冷えを感じる部位と熱さを感じる部位が混在しているので、単に温めればいい、冷やせばいいというわけではありません。のぼせた部分は、外気にさらすなどで一時的に熱を逃がし、むやみに体全体を冷やさないようにします。

また、冷えのぼせの人は自分自身の気が薄いため、外気に影響されやすいという特徴があります。暑いとすぐほてり、寒いとすぐ冷えてしまうので、服装で体温を上手に調節しましょう。

二便

二便というのは、大便と小便のこと。つまり、うんちとおしっこです。大便と小便は、単に老廃物を体から出すというだけではなく、体の中の余分な熱も出すため、ともに調子のよいことが理想です。

まず、大便について。

便がゆるい（下痢や軟便）場合は、胃腸が弱く、栄養をしっかりと吸収できていない可能性があります。お腹が冷えている人、もしくは腸が熱を持っている人は、便がゆるくなります。どちらに属するのかは、便のにおいでわかります。お腹が冷えている人の便は、においが強くありません。ところが、腸が熱を持っている人の便は鼻につくような強いにおいがして、べったりとしています。

胃腸の弱い人は、消化のよいものを少しずつ食べて、便をゆるくしないことが大切です。

また、便秘をするとコロコロ便という場合は、陰（潤い）が足りないということです。陰が不足することは、粘液にも影響します。体の組織の中でパイプ状になっている部分は、ヌルヌルした粘液で覆われています。粘液が足りなければ、消化や排泄はうまくできません。陰や粘液の不足は、栄養不足、とくにミネラルが不足していることから起こると考えられます。

次に小便です。睡眠中にトイレ以外で目が覚める、残尿感がある、小便に勢いがないなどの場合、中医学では「固摂《こせつ》作用」が衰えていると考えます。固摂作用とは、血液や汗、尿などの体液を調節する作用のこと。この作用がうまく機能しないと、出血、多尿、多汗などの症状が現れます。これらのトラブルは、気が不足していることに関係し、老化現象ともいえます。

汗

中医学では、汗は「津液《しんえき》」の1つです。津液（体液や分泌物）とは、体の中に必要な水分のことで、その働きは潤すことです。人より汗をかきやすいという場合も、体液の調節がうまくできず、固摂作用が衰えています。つまり、気が不足していると考えます。

また、寝汗をかきやすいというのは、陰が不足しているときに出る症状。どちらの場合にしても汗のかきすぎは、妊娠に必要な気や陰が足りないということです。

睡眠

現代の女性は、常にストレスにさらされていることから、夜になっても興奮状態が続き、リラックスできない人が多くいます。**夜遅く寝ている人ほど、精力を使い果たし、陰がなくなっていきます。**

夜中にトイレで目が覚める、夜22時以降に寝ている、寝つきが悪い、眠りが浅い、夢をよく見ていて覚えていることが多いなど、睡眠が充実していない場合はすぐに改善が必要です。

私が睡眠の養生について長く言い続けているのは、妊娠するには睡眠がとても重要だからです。睡眠にチェックがついた場合は、第1章の私の早寝早起きの「妊活養生」を参考にしてください。妊娠を望むならば、深夜まで起きている生活は避けるべきです。

飲食

間食をしていると、それだけでお腹がいっぱいになり、食事がおろそかになりがち。お菓子や甘いものは控えましょう。ただし、食事でタンパク質が足りない場合は、ちくわやかまぼこなどを間食にとり入れるのがおすすめです。間食は足りない栄養を補う食事と考えて。

また、**妊娠を望んでいるのなら、お酒はやめましょう。**お酒は体内でアルコール分解酵素によって分解されますが、このとき亜鉛が必要になります。亜鉛は性ホルモンに関わり、タンパク質や遺伝子の合成にも必要なミネラルです。飲酒によって、亜鉛を使わないようにして欲しいのです。妊娠中の飲酒は胎児に影響を及ぼす可能性があるため、妊娠したら飲酒は禁止です。早いうちにやめておきましょう。

さらに、たばこは厳禁です。喫煙によって空気の通り道である気道や肺に悪影響を及ぼし、気管支炎や喘息などの引き金となります。また、たばこに含まれるニコチンには血管を収縮させる作用があるため、喫煙すると血のめぐりが悪くなってしまいます。

油もの・甘いものを多くとっていると、細胞の弾力性が失われます。甘いものが好きかどうかは、髪の毛や肌を見ればわかります。髪の毛はパサパサ、肌には細いしわが刻まれている人は、甘いものが好きな人が多い。つまり髪や肌が老化している人は、すでに細胞の弾力性がなくなっているということです。体はつながっていますから、子宮内膜の細胞も弾力性がなくなれば、着床しにくくなることが考えられます。

●気虚《ききょ》

気とはエネルギーの源、生命活動の基本です。疲れやすく、体力がない。やる気が起きない。悩んでいる症状が疲れると悪化する。これらの項目にチェックがついた場合は、「気虚」といって気が足りないということです。

気は検査などによって測定できるものではありません。気が充実していれば、元気で栄養状態もよく、臓器もきちんと機能します。妊娠でいうと、卵巣から排卵したり、卵子が卵管采《らんかんさい》にキャッチされたりするのは、気のパワーが安定しているからです。

体が疲れると、必要以上に気が失われていきます。そうなると、まず胃腸の機能が低下します。食欲もなくなり、下痢や便秘なども起こりがちになります。消化機能が衰えてしまったら、生殖機能は二の次になってしまいます。妊娠をめざすなら、気を保つことが不可欠です。

●血虚《けっきょ》

「血」は血液のこと。血は陰に属し、いろいろなものを潤します。子宮はそもそも筋肉ですから、血が充実していると栄養状態がよくなり、やわらかくなります。「血虚」は、血が不足していることで、貧血はその代表的な症状です。

貧血の改善には、鉄を意識した食事をすることが大切です。血液中の鉄は血清に含まれるため血清鉄といい、赤い色素であるヘモグロビンの原料になります。ヘモグロビンは酸素と結びつきやすい性質があり、体のすみずみまで酸素を運ぶ役割をしています。

これに対し、肝臓や脾臓などでフェリチン（鉄と結合するタンパク質）のかたちで蓄えられている鉄を貯蔵鉄と呼びます。女性は毎月、月経によって出血しているわけですから、血清鉄も貯蔵鉄も不足しないようにしましょう。

鉄が不足すると、爪が割れたり、爪や唇の色が薄くなったり、月経前症状がひどくなったりします。日本では、小・中学校の保健の授業で「毎月月経が来るから、鉄分の多い食事をしましょう」という指導はあまりしないですよね。でも、月経のときこそ、鉄分の多い食事をすることが重要だと思います。

●瘀血《おけつ》

うっ血や血行障害など、血液の流れが滞ることを瘀血といいます。右半身または左半身だけだるい、右側または左側だけ頭痛がするというように、片側だけ症状が出る場合は、血のめぐりが悪い可能性があります。コレステロールや中性脂肪、血糖値が高く、血液がドロドロしている場合や、体のどこかに固定した痛みがある場合も、血のめぐりが悪いことが考えられます。

●湿

「水」は血液以外の体液のこと。日本は湿度が高い国ですが、湿がたまると体がだるくなったり、機能が衰えたりします。痰がからんだり、雨の日に症状が重くなったりするのは、体の中に水分が停滞したり、偏在したりしている可能性があります。

月経

●月経前

胸やお腹が張るのは、気滞《きたい》です。血のめぐりが悪いと、気のめぐりも悪くなります。不安感も、気のめぐりが悪いことから起こります。

眠気、だるさがあるのは、月経前になると子宮に気、血、精が集まってくるため、体の上部が不安定になるからです。体全体のエネルギーが不足がちだと、月経前から体の上部が空虚になり、このような症状を引き起こすことがあります。

月経前に腰痛、頭痛、腹痛などがあるのは、これから腎のパワーが失われるという前ぶれのようなものです。本来、月経は短期間でエネルギーを出し、すみやかに終わるのが理想。でも、月経前からジワジワと痛みが出てくるのは、もともとのエネルギーが少ないことが考えられます。

便秘になるのは、月経中と同じ理由です。食欲が増したり、肌荒れしやすくなったり、鮮血が出たりするのは、高温期で熱が過剰になっていると考えます。ため息が出たり、イライラしたり、不眠になるのは気が滞っているからです。茶色のおりものが出るのは腎のパワーが弱っているためです。

●月経中

月経のときは、「気血両虚《きけつりょうきょ》」といって、気も血も不足した状態になりやすくなります。月経前、月経中、月経後も楽に過ごせるように、普段から体を整えていくことが大切です。

ちょろちょろと始まるのは、気や血のパワーが不足しているからです。

血のかたまりが出るときは、子宮内膜の血流の滞りがあると考えます。ただし、今月にかぎって多かったというときは、化学流産（生化学的妊娠）の可能性があります。化学流産とは、妊娠したものの、胎嚢《たいのう》（赤ちゃんが入っている袋）が確認される時期（妊娠5週ごろ）より前に、妊娠が終わってしまうことをいいます。化学流産は、妊娠にも流産にもカウントされません。血のかたまりが出るだけでなく、月経の遅れや腹痛などの症状もある場合は、婦人科の受診を検討しましょう。

出血が多い場合は、体に熱がたまっている場合と、その反対に体が冷えているために必要以上に出血してしまう場合があります。どんなときに出血が多くなるのか、観察してみてください。ラム肉や牛すね肉などの温熱性の食材を食べたときや、のぼせたとき、激しい運動をしたときなどだったら、熱がたまっていると考えられます。一方、すいかなどの寒涼性の食材を食べたときや、全身の冷えを感じたときは、体が冷えていると考えます。

さらに、疲れがたまったときも、気が不足して出血が多くなります。この場合は、おしゃべりを控えましょう。しゃべりすぎると、どんどん気を消耗してしまいます。また、子宮筋腫などの婦人科系の病気がある場合も、出血が多くなることがあります。

次に、出血量が少ない場合です。月経のときの出血量は、年齢とともに少なくなります。月経量にはかなり個人差があり、期間中すべて合わせて20〜50㎖ぐらいの人から150㎖を超える人までいるといわれています。ですから出血量が少なくても、大きな問題にはならないでしょう。ただし、子宮内膜が薄く、出血量が少ない場合もあります。不安な人は、婦人科で子宮内膜の厚さを計測してもらうといいでしょう。

月経中のさまざまな痛みは、冷えたり、湿や熱がたまったり、血や気のめぐりが悪かったりする場合も起こります。

腰痛や足のだるさは、月経と腎が関係しているために起こります。腰に腎のツボがあるため、腎のパワーが不足すると、ガンガンする強い痛みではなく、腰がだるい感じが継続します。月経のときの腰痛は、腎のパワーが足りなくなっているシグナルと考え、腰痛がなくなるまで、腎を養生していくことが大切になります。

月経中に下痢や軟便になるのは、冷えや胃腸の機能の低下が考えられます。便秘になるのは、出血によってタンパク質やミネラルなどの栄養が不足し、潤いがなくなってツルリと便が出なくなるからです。

頭痛は、肝の経絡がつまっているためです。めまいやふらつきは、貧血の可能性があります。

●月経後

ぼーっとしたり、貧血になったりするのは、気や血が足りないと考えます。お腹がしくしく痛んだりするのは、冷えや胃腸の働きの低下、熱や湿がたまっている可能性があります。

頭痛がしたり、出血がだらだらと続いたり、しびれやめまいが起こったりするのは、気のめぐりが悪かったり、滞ったりしているためです。

●おりもの

おりものが水っぽいのは、体が冷えているためです。黄色くてにおいがする場合は、湿熱《しつねつ》といって、水と熱が停滞して気や血のめぐりを妨げています。甘いものや脂っぽいものをよく食べていると、この症状が出ることがあります。

おりものがないのは、卵巣系の働きが弱く、陰や血が不足していると考えます。

陰部にかゆみがあるのは、細菌感染によって炎症が起きているか、粘膜が弱いことが考えられます。

●排卵

排卵痛は、気や血、精の不足や甘いもののとり過ぎで起こります。排卵するとき、卵巣に多くの血液が集まります。排卵のとき、卵子は卵巣から膜を破って飛び出しますが、そのエネルギーや膜を破った後の卵巣の修復には、気や血が充実していることが大切です。排卵出血は、気が不足して、卵巣の修復がうまくできない場合や、熱がたまって出血が止まらない場合に起こります。また、卵巣は肝の経絡なので、ストレスがたまって肝のパワーが低下すると、排卵にも影響が及びます。

●月経の開始や周期

月経の開始が14歳よりかなり早く始まった方の場合は、ＡＭＨ（卵胞から分泌されるホルモン）の計測を。年齢相応かを確認します。遅すぎる方の場合は気や血の不足、腎の精力不足が考えられます。どちらの場合も早く閉経してしまう可能性があります。月経周期が短い場合は、気の不足や熱がたまったりこもっているときだと中医学では考えます。

妊娠力には肺・腎・脾が充実していることが大事

肺

肺は、腎を支える臓器です。肺にトラブルのある人は、腎を支えるだけのパワーがありません。腎は生殖に関わっていますから、肺を養うことは、妊娠するうえでとても大事です。

肺は呼吸の管理を行っています。肺にたくさん酸素を送り込める人は、のちのち元気につながっていきます。

しかし、息切れしやすい人、風邪をひきやすい人、咳が出やすい人（喘息の人）は肺に供給される気が不足しています。声が小さい人は、いかにも気弱ですよね。ヒソヒソと話す人は、気が足りないから大きな声が出ません。

鼻炎などのアレルギー疾患がある、皮膚が弱い、肌や唇が乾燥しやすい、のどが腫れやすい、鼻がつまりやすいなどの項目にチェックがついた人は、体を守る「衛《え》気《き》」の力が低下している可能性があります。甘いものをよく食べていませんか。甘いものが好きな人は、粘膜が炎症を起こしやすい傾向があります。

腎

腎にエネルギーがあるかどうかは、妊娠力に大きく影響します。腎には、卵胞や子宮内膜を育てたり、ホルモンをつくったり、一定の年齢を過ぎると老化を食い止めたりする力もあります。

腰痛、膝関節の痛み、足のだるさなどは、腎が関わっている症状です。「腎兪」というツボが、背中側のウエストのくびれラインで、背骨から指2本外側の左右にあります。両手を腰に当てたとき、親指が当たる場所です。このツボを刺激すると、腰痛や膝関節の痛みに効果があります。

また、腎のパワーが不足すると、呼吸が浅くなることがあります。

腎は、膀胱→骨→耳と経絡がつながっています。腎の機能が低下するとむくみやすくなったり、耳に影響を及ぼして、耳鳴り、聞こえにくいなどの症状が現れたりします。若いうちから耳鳴りがする人は、かなり精力が足りない可能性があります。いつから耳鳴りが始まったかを見極めて、耳鳴りをする前の生活に戻すことが大切です。仕事が原因だったら、仕事量を減らして無理のない生活に戻しましょう。

さらに、腎は髪の毛も主《つかさど》るため、髪の毛がパサパサになるのは、栄養状態が悪いことや、腎のエネルギー不足が考えられます。

膀胱炎やカンジタ症は、腎陽の不足が考えられます。おりものがシャバシャバして尿もれのように多いのは、水の代謝が悪く、冷えているためです。

脾

脾は、食べたものを消化吸収する働きを担っているので何より大事です。さらに脾には、臓器を持ち上げて維持する力、胎児を子宮の中にとどめておく力などがあります。

食べても太れない、脂っぽいものを食べるとすぐに胃がもたれるという場合は、消化吸収する力が弱まっていると考えます。胃もたれ感や、朝お腹がからっぽな感じがしないというのは、「食積《しょくせき》」といって、食べ物が消化管に長くとどまっているため、消化しきれない状態をいいます。夕食の時間が遅く、なかには深夜近くに食べる人もいますね。これでは翌朝食欲が出ません。深夜に食べるなら、低カロリーで消化のよいものにし、朝食をきちんと食べられるようにしましょう。

すぐに満腹になるのにすぐお腹がすくのは、胃が熱を持っているために、必要以上に働きすぎる「胃熱《いねつ》」という状態です。食べ過ぎたり、飲み過ぎたりするのも胃熱です。口内炎ができやすい人に多い症状です。

胃痛・腹痛は、食べ物が胃腸に滞っていたり、冷たいものを飲み過ぎて胃腸が冷えたりするときに起こります。意外なことですが、内臓は冷たい空気を吸うだけでも冷えてしまいます。寒い季節を過ごすとき、胃腸が弱い人はマスクで口や鼻を覆って、冷たい空気を体に入れないようにしましょう。

また、胃腸の弱い人は、暑い季節に冷たいものを飲まないように。どうしても飲みたいときは、飲んだあとお湯を飲んで中和させてください。冷房の効いた職場やショッピングセンターなどで過ごすときは、カイロをお腹にあてたり、ときどきお湯を飲んだりして温めましょう。

食後に眠くなるのは、「昇清《しょうせい》」といって消化したものを体の上部（頭）に上らせる力が不足しているときに起こる症状です。内臓下垂があるのは、内臓を支える筋力が弱いということと、昇清不足とも考えられるのです。また、妊娠したときに赤ちゃんを子宮の中にとどめておける力も昇清です。

あざができたり、不正出血したりするのは、固摂作用という出血をコントロールする脾の働きが足りないために起こります。

食後に痰がたまる、お腹の中でチャポチャポ音がするのは胃腸の水分代謝に異常があると起こります。ゲップがよく出るのは、消化の促進がうまくできないためです。胃腸が冷えたためにうまく動かず、消化ができない場合もあります。

また、胃腸は乾燥しすぎることもトラブルの原因になります。口やのどが渇きやすかったり、お腹がすいているはずなのに食欲がなかったりするのは、胃の陰が不足しています。

口臭を感じるのは、消化不良や舌に雑菌が繁殖した場合です。口内炎は、甘いものを食べ過ぎていたり、体の中に熱がたまったり、イライラしたときにもなります。薄い唾液や、唾液が多く出たりするのは、胃腸が冷えている証拠です。

食べ物がつかえることがあったり、ガスがたまりやすかったりするのは、「気滞」といって気のめぐりが悪く停滞している状態です。また、タンパク質が足りない場合もガスがたまります。1日1食しか食べていない人によくみられる症状です。吐き気があったり、食欲が変動したり、くよくよしたりするのは、ストレスが関わっていることがほとんど。吐き気は、体に余分な水分がたまっている場合にも起こります。

緊張やストレスが影響しやすい胆・心・肝

胆

胆は、何かの決断をするときに関わる臓器です。管理職の人や、いつも決断を迫られる仕事についている人は、胆を消耗しています。胆の項目にチェックがついた人は、胆のパワーが弱いと考えます。胆の働きが低下して「胆虚《たんきょ》」になると、なかなか物事を決断できなかったり、緊張しすぎて眠れなくなったり、仕事がなかなか終わらないなどの悪夢を見たりします。

胆を養生して、緊張を緩和させることが大切です。好みの音楽を聴いたり、友だちや家族とおしゃべりしたり、何もせずにぼんやり過ごしたり、自分の体質やストレス傾向に合ったリラックスできる方法をみつけましょう。

心

心は「血脈を主る」もしくは「神志を主る」といって、心臓の働きや血液循環、精神面を管理しています。心血が不足すると、動悸、不整脈、外出したくない、眠気、胸痛や胸苦しさなどの症状が引き起こされます。

集中できなかったり、人の名前や地名などが出てこなかったり、不安感や落ち着きがないなどの症状がある場合は、心血が不足して「隠れ貧血」になっている可能性があります。貯蔵鉄が不足しているか、血清鉄と貯蔵鉄の両方が不足しているのかもしれません。

日頃から心に負担をかけすぎないことは大切ですが、心のパワーを強くするためには、少し運動をとり入れるとよいでしょう。過ごしやすい季節に体調がよければウォーキングなどをするといいですね。

肝

腎は卵胞や子宮内膜を育てたり、ホルモンをつくったり、いわゆる「つくる」働きをしますが、肝は排卵や月経を起こすなど、つくったものを「出す」働きをします。「肝は疏泄《そせつ》を主る」といい、疏泄はのびやかに広がるという意味です。臓器をスムーズに動かしたり、血流をなめらかにしたりするのは、肝のパワーによります。また、ストレスをいちばんに受け止めるのも肝です。

肩や首がこる、頭痛がするのは、肝がつまって気も血も流れが悪いということです。

目がかすむ、ドライアイ、飛蚊症など、ここにあがった目のトラブルは、肝血不足、肝陰不足の可能性があります。さらに、手足の筋肉がつる、しびれ、ふるえ、爪の割れや爪に線が入りやすい、めまい、立ちくらみなども肝血不足と考えます。目の充血は、肝に熱があるときに起こります。

また、緊張やストレスがあると、肝の気をめぐらせる働きが衰えています。腎は精神に影響しますが、肝は感情に影響します。肝が弱ると、イライラしやすく、せっかちになったり、怒りっぽくなったりします。ストレスが強まると月経が止まったり、排卵が不安定になったりします。

妊活中はストレスも多く、つい感情的になったり、ヒステリックになったりして、気持ちのコントロールをするのが難しいでしょう。でも、感情の乱れは肝の働きをより低下させ、妊娠から遠のかせてしまいます。常に淡々とした気持ちでいることが、肝の養生となり、妊娠にもつながります。

首筋にしこりができることがある、ストレスを感じてのどがつまることがある、気分にムラが生じやすい、ストレスや環境の変化によって食欲にムラがあるなどは、肝の流れが悪く気が滞っているためです。歯ぎしりや食いしばりも同じです。

足のつけ根がギューッと痛くなるのは、この部分に肝の経脈があるからです。足から冷たい気がそそがれてしまうと、痛みを引き起こしたり、頭痛がしたりすることもあります。スカートでは足のつけ根が冷えてしまうので、痛みのある人はタイツにズボンを重ねるなど、季節に応じた防寒を行い、温めましょう。

第3章

「新シーちゃんメソッド」で妊活を始めよう

だれでもできる!
新シーちゃんメソッドを始めよう

妊娠には「腎」のエネルギーが必要

これまで、『黄帝内経』に書かれている内容をもとに、見た目も体も若返ることの大切さについてお話ししてきました。『黄帝内経』の「腎気が有り余っている状態」になることが妊娠・出産への近道だからです。

中医学の「腎」とは何かというと、西洋医学の腎臓とは同じではありません。腎とはホルモン全般を言います。「腎とは成長・発育・生殖を主る」という言葉があるからです。

「成長・発育・生殖を主る」を私が解釈すると、「内分泌系ホルモン全般を指す」と考えます。下垂体、甲状腺、副甲状腺、副腎、すい臓、腎臓、卵巣、胎盤などです。男性は精巣もホルモンを分泌します。下垂体は、成長ホルモン、甲状腺刺激ホルモン、副腎皮質刺激ホルモン、卵胞刺激ホルモン、黄体形成ホルモン、プロラクチン（黄体刺激ホルモン）、オキシトシン、抗利尿ホルモン（バソプレッシン）などさまざまなホルモンの働きにかかわっています。

中医学では、妊娠しにくい人に「腎」のエネルギーを蓄えたり補ったりする「補腎」という考えがあります。腎が充実しているということはすなわち内分泌系が十分にあるということを指していて、なるほど、内分泌系がバランスをとって十分に役割をはたしていれば高齢でも妊娠・出産することができるというのもうなずけます。

腎を補うのは、やはり『黄帝内経』の冬の養生を参考にすると良いと私は考えています。中医学では五臓に対してどの季節がその臓腑に当てはまって、そのときの養生をどのようにして過ごすのかが記載されています。

「冬の3カ月は『閉蔵《へいぞう》』といって万物が閉じて何も表に出さないで蔵《ぞう》してしまう季

節です。だから、水は閉じて氷となるし、地面は凍ってしまいます。そしてこの時期に陽を平らに憂いることなく過ごさなければいけない。少し早く寝て、少し遅く起きる。日の出と日の入りを基準とする。冬は気を蔵す。気をむやみに排泄して出してはいけない道理があるのに、それに反すると腎気を傷つけて春になって病気になってしまうのである」と。

だから私の場合も、冬は妊活養生の時期にあて、気を養うことに注力し、妊娠のタイミングはとりませんでした。「冬にむやみに動いて無駄に精力を奪うようなことをしてはいけない」ということなのです。

「新シーちゃんメソッド」の誕生

冬だけでなく、普段の生活でも養生して補腎することが大事という考えから、妊活のための「シーちゃんメソッド」ができ、今までブログなどで紹介してきました。そうすると、多くの方からうれしい妊娠・出産のご報告をいただくようになりました。そして私のところにも訪ねていらっしゃる方が増え、さまざまな方とお会いし、お話を聞いているうちに、ある共通点が見えてきたのです。そこで、このメソッドを最強のものにするために、新たに「抗酸化」と「メンタル」の2項目を加えて、「新シーちゃんメソッド」として本書でご紹介することにしました。

新シーちゃんメソッド

①睡眠 腎気を養う早寝早起き（加齢による内分泌系のバランスを整える）
②食事 気血をしっかりと養う、栄養満点の食事（タンパク質を多めに）
③疲れさせない 気血、腎気を無駄遣いしない（エネルギー発散をおさえて貯金）
④抗酸化 体の中から若返り（抗酸化生活を心がける）
⑤メンタル 気血をスムーズに流し、精神を安定させる（メンタルコントロール）

「新シーちゃんメソッド」を進めるときは、第4章の7つのタイプから自分のタイプを選び、この5つのメソッドと合わせて進めていってください。すでに妊娠・出産をした方たちが、どんなふうにメソッドを行っていたのかという体験談も紹介します。

①睡眠
30代は21時、40代は20時までに就寝

早く寝ることがいちばん大事！

「シーちゃんメソッド」で就寝時間をとても大事にしているのは、**早く寝ることで妊娠に必要なホルモン全般や不妊の原因になるような内分泌系のアンバランスを正すことができる**と考えているからです。中医学的に1日を見た場合、昼は陽、夜は陰です。23時から1時は陰がピークとなります。その時間以後、徐々に陽が増加するのです。陰がいつまでも収まらないと、陽も発生できず、陰陽のバランスを失調します。私は、忙しい時期、23時に寝ていたら、卵胞が育たなくなりました。

第1章にも記したように、22時に寝ていた私は、19時30分に寝ることで妊娠に近づきました。早く寝たからこそ基礎体温が整い、妊娠に至ったのです。**30代なら21**

時、40代は19時か、遅くとも20時に寝る。睡眠の長さではなく、就寝時間の早さが大切です。『黄帝内経』にある「日の出とともに起きて、日の入りとともに寝る」を実践し、夜は心静かに過ごし、腎気（内分泌系の働き全般の正常化、若返り）を補いましょう。

早寝で睡眠ホルモンもパワーアップ

早く寝ることは、睡眠に関係するホルモンも充実させます。その1つが成長ホルモン。成長ホルモンの働きは、成長期に骨や筋肉を丈夫にするだけではありません。細胞を修復して若さを保つことから「若返りのホルモン」ともいわれています。免疫力を高めたり、肌の新陳代謝を活発にしたりする働きもあります。成長ホルモンの多くは寝ている間に分泌され、しかも睡眠が深くなければしっかり分泌されません。

さらに、良質な睡眠をもたらすメラトニンも、免疫力を高め、細胞の新陳代謝を促します。このホルモンは、朝起きてから14〜15時間後に分泌され始めるといわれています。つまり、朝7時に起きる場合、メラトニンは21時ぐらいから分泌が始まるということになります。早寝をすればメラトニンも充実します。また、メラトニンは明るいと分泌されません。布団に入ってスマホなどのブルーライトを見ていませんか。これはやめましょう。

これまで深夜まで起きていて、いきなり早寝をするのが難しい人は、1時間ずつ就寝時間をずらして早めにしていきましょう。脳が興奮状態になるスマホは午後から使用を控えて、コーヒー、紅茶、緑茶など、カフェインの入った飲み物も午後はやめましょう。

体験談

早く寝るためにできること

長男が20時には寝るので、それに合わせて私も布団に入るようにしました。慣れるまでなかなか寝つけなかったりしましたが、朝4〜5時台に起きていると自然と早い時間に眠れるようになります。同じ睡眠時間でも、20時と24時就寝では20時就寝のほうが疲労の回復が全然違い、早朝に自分の時間ができたことで気持ちもリフレッシュできました。いろいろな面で効果を実感できたので、食事と睡眠はストイックにやったと思います。

シーちゃんメソッドは自分の体と向き合うきっかけを与えてくれました。今まで体調不良を感じても見て見ぬ振りで、睡眠はもちろん、食生活も改めようと考えたことがありませんでした。養生生活を経て出産できたことはとても幸せなことですが、それ以上に今後の自分の体との向き合い方を学べたことがとても大きかったと思います。体調面では肌がツヤツヤになる、抜け毛が劇的に減る、疲れにくくなるという体の変化がありました。また、早く就寝し、栄養が満たされたことにより精神的にも安定していたと思います。（ｈａｒｕさん　37歳）

私の場合、18時に仕事を終えて帰宅。夕食を作り、19時に娘と夕食。20時にお風呂。21時に娘を寝かしつけ、その間に洗濯機をまわします。洗濯物を干すのは夫の担当で私は就寝、翌朝は6時に起きるというスケジュールでした。夫を説得して、タイミングをとるとき以外は21時30分に布団に入る生活にしました。養生中に食洗機を購入し、夕食の後片づけを短縮させました。

養生を始めてから、まず生理が軽くなりました（量が落ち着いた、痛みがあまりない）。さらに、25日だった生理の周期が28日にのびました。また、以前よりもポジティブに毎日を過ごせていたように思います。フットワークも軽くなり、天気のいい日は電動アシスト自転車で出退勤するなどし、通勤時間の短縮にもなりました。

養生をするというのは、日々の生活の中で二の次になりがちな自分の体を見つめ直し、大切にすることだと感じました。仕事をしたり、家事に追われていたりと、休む暇はありませんし、子どもがいればそれこそ24時間子どものことで終わってしまいます。ついつい自分のことは最後、後回しにしてしまいがちですが、自分のことをきちんと大切にすることで、元気でいられるし、笑顔でいられるし、それにより家族もよりハッピーに毎日を過ごせるのだな、と気づかされました。

我が家にはテレビを置かず、上の子が生まれてからほぼずっと、家では見ない生活をしています。21時30分就寝になってから、スマホをいじる時間が激減したことも、「疲れさせない」という点でよかったと思っています。（HTさん　38歳）

②食事「タンパク質」を毎食とっていますか？

不妊女性に多い「新型栄養失調」

『黄帝内経』によると、高齢になっても出産できる人は、「気血経脈が通じている人」とあります。気血が通じているとは、気、血ともに充実したエネルギー量で、それが淀みなくスムーズに流れているという意味だと解釈します。

気、血は食べた物からつくられます。ところが、現代の不妊女性に多いのが、肉、魚、大豆、卵などのタンパク質をとらず、パンやめんなどの炭水化物が中心の食事です。そのためタンパク質やビタミン、ミネラルが不足した「新型栄養失調」の人が増えているのです。たとえば、朝はパンとコーヒー。昼はパスタ。パスタは栄養的にみると、ふりかけご飯とほぼ同じ。これでは栄養が足りず、気血が通じるわけがありません。睡眠不足による睡眠負債（不調を引き起こす状態）という言葉がありますが、**タンパク質不足による「タンパク質負債」は大きいと私は思っています。**

タンパク質負債が多いと、まず胃腸に不具合が生じます。ますます食べられなくなるのです。また現代女性はお菓子が大好きです。炭水化物の多い食事、お菓子で砂糖たっぷりの食事をしていたら、炎症体質になり粘膜に影響が出ます。血液の状態もドロドロになり、血流が悪化して栄養がすみずみまで行き渡らなくなります。さらに、鉄はタンパク質がなければ吸収されにくいので、おのずと貧血になります。

食性を加味した食養生をしよう

タンパク質負債を解消する食事法として、「食性」を利用してはどうでしょうか。第2章でも紹介しましたが、食材には、体を温める食材（温熱性）、冷ます食材（寒涼性）のほか、そのどちらでもない食材（平性）があります。鉄とタンパク質を多く含む食材の多くは温熱性に属します。海のものはカルシウム、亜鉛などのミネラルを多く含み、寒涼性に分類されているものが多いです。その日の気温や自分の体質を考慮して食材を選んでみましょう。

食性には諸説あり、次に紹介する食材の中にも別の食性とされるものがあります。（　）内に示しましたので、参考にしてください。

＊タンパク質の多い食品の食性

温熱性……鶏肉、牛肉、羊肉（大熱）、えび、まぐろ、鮭
寒涼性……かに、あさり、豆腐、豆乳、タコ、鱧《はも》、緑豆、馬
平性……大豆、小豆、黒豆、空豆、豚肉、卵、いか、ほたて貝、かつお、鯛、うなぎ、鯖、さんま、いわし（※青背魚の多くは平性）

タンパク質の多い食材を主菜にし、これに副菜として野菜を使った料理を加えます。野菜は季節のものを食べましょう。冬には温熱性のもの、夏には寒涼性のものが出回ります。主菜のタンパク質を温熱性のものにしたら、寒涼性の野菜をプラスするとバランスがとれますね。たとえば、鶏肉とトマトやなすはとても合います。

＊野菜の食性

温熱性……ねぎ、玉ねぎ、ニラ、よもぎ、アスパラガス、かぼちゃ

寒涼性……きゅうり、ゴーヤ、とうがん、トマト、もやし、レタス、大根（平）、なす、ごぼう、春菊（平）、チンゲン菜、金針菜《きんしんさい》、セロリ、ほうれん草

平性……とうもろこし、じゃがいも（寒）、さつまいも、里いも、しいたけ（寒）、にんじん（微温）、キャベツ、れんこん、白菜（涼）、小松菜（涼）、ピーマン、山いも、黒きくらげ、ブロッコリー

主菜となる食材の性質を加味しながら、野菜でバランスを取りつつ、薬味で味や風味を整えます。

＊薬味の食性

温熱性……しょうが、にんにく、赤唐辛子、シナモン（大熱）、こしょう、黒糖、麦芽糖、しそ、クローブ

寒涼性……塩、氷糖、みそ、しょうゆ、酢、ハッカ

平性……白糖、はちみつ、わさび

食材の性質と62ページの不調の改善に効果のある食材を参考にメニューを組み立ててみてください。普段の食事が今の自分、未来の自分をつくっていく。自分の体

質も加味して楽しみながら食養生を行っていきましょう。

体験談

タンパク質をとる食事

肉、魚のタンパク質をとるため、前日の夜のおかずを多めに作り、朝食はそれを食べました。できないときは、コンビニでチキンの入ったサンドイッチや唐揚げ、焼き鳥などを買って追加。タンパク質摂取が難しいときは、しらすやちくわ、魚肉ソーセージ、ウインナー、納豆など手軽なもので補給しました。仕事で取引先の人と一緒に食事をするときも、たとえばラーメン屋だったら唐揚げセットにするなど、大豆・卵より、肉・魚を意識したタンパク質多めのメニューをとるように心がけました。食事作りは夫がしてくれていましたが、おかずの肉・魚の量を増やしてもらい、牛肉もよく買うようになりました。（KMさん　35歳）

手作りするのは面倒になり、絶対にすぐあきらめてしまうと思ったので、朝食はいつもパンだけだったところに、ゆで卵やソーセージ、ヨーグルトなどをプラス。

または、夕食のおかずをたくさん作って朝食にも。とくに気をつけたのは間食で、甘いものをやめ、さつま揚げ、豆腐、飲むヨーグルト、焼き鳥など、ひたすらタンパク質をとるようにしました。それまでは「体にいいもの」を第一にとるようにしていましたが、それでタンパク質不足になると本末転倒なので、とにかく「手軽に食べられるもの」を第一にしたのがよかったと思います。(ESさん　36歳)

私は慢性的に貧血があったので、まずは食事から改善しました。もともと野菜中心の生活だったので、いきなりタンパク質を増やすのは難しく、卵、納豆、豆腐、しらすなど手軽にとれるものからプラスし、徐々に肉や魚の量を増やしていきました。メニューや食べ方は、同じく養生生活を送っている方のブログを参考にしていました。そのほか、夕食のおかずを多めに作り次の日の朝食・昼食にまわす、汁物を具だくさんにしてタンパク質をプラスする(貝のみそ汁や豚汁など)、魚はまとめて焼いて冷凍しておく、外食では積極的に牛肉をとるなど、工夫していました。(haruさん　37歳)

③疲れさせない 自分自身をいたわって

仕事に気が注がれると妊娠しにくい

朝、起きられない、料理がワンパターン、掃除が滞っている……これらは疲れている証拠です。無理をして疲れ切っている状態で養生しても結果は出ません。仕事をしている女性としていない女性でどちらが妊娠しやすいかといえば、していない女性です。仕事をしている女性は、責任感、プレッシャー、不安などさまざまなストレスが体に負担をかけます。**疲れは気をどんどん消耗させる、妊娠の大敵。**本来なら妊娠で使わなければいけないパワーが、仕事に注がれてしまうのです。高齢になってくると役職もついてくるため、ますます気や精を使い果たしていきます。

とくに立ち仕事や接客業の人は、長時間立ったままだと気が消耗し、子宮の中に赤ちゃんをとどめておく力が不足します。また、私のように「話すことが仕事」の人は、話しているだけで気が出ていってしまいます。仕事をしている人はエネルギーの発散を抑えて、いかに精力貯金をつくるかを考えましょう。

キャパオーバーになったら手放そう

日々の仕事で息つく暇もないほど動きまわり、ストレスを抱えて「眠れない」「緊張感がとれない」などの症状が出ていませんか。忙しいと交換神経が優位になって興奮状態のまま。緊張しやすいということは末梢血管が収縮しているのです。

このような状態であれば、妊活するのはキャパオーバーです。気や血がのびやかに全身に行き渡り、心身ともにリラックスした状態が望ましいのです。

これまで仕事と妊活を続け、3年以上妊活に取り組んでいる35歳以上の人はこのままでは妊娠は難しいと考えたほうがいいでしょう。今までの数年間妊娠しなかったのですから、その延長線上に妊娠があるとは思えません。私を訪ねて来た女性の中には、会社をやめたり仕事をパートにしたり、キャリアを手放して妊娠した人がたくさんいます。高齢不妊女性は決断が遅れるともう手遅れになります。仕事が大切なこともわかりますが、自分にとって何が重要なのかをよく考えて、後悔しない人生を歩んで欲しいと思います。

環境を改善して余力を貯金に！

仕事で疲れている女性は、まず環境を変えてみましょう。たとえば、「有休がたまったから半休をとらせて欲しい」「減給してかまわないので勤務時間を短縮して欲しい」など、職場とうまく調整してみてください。また、19時ぐらいまで勤務する人は弁当を夕食分も持参し、お昼休みを短縮して17時ごろ夕食をとるようにしてみては？　夕食の時間が遅いと寝る時間も遅くなってしまうので、会社でお弁当を食べられれば、帰宅後はシャワーを浴びて寝るだけです。通勤がつらいときは、無理せずタクシーを使うのも手。

「シーちゃんメソッド」は夫の理解と協力なしには実践できません。家事や育児に追われていたら、いつまでも疲れがとれないでしょう。帰宅時間が遅い夫は、妻が先に寝ていたら起こさないようにして欲しい。それが無理なら、タイミングをとるとき以外は夫婦別室で寝たほうがいいでしょう。しばらくは寂しい思いをするかもしれませんが、妊娠できるまでの期間限定です。妻は基礎体温が改善されたり、体調がよくなってきたら、きちんと夫に報告することも大事です。

心身を休めて疲れがとれると、やがて余力が出てきます。この余力をしっかり貯金しましょう。適度な運動はストレスの発散に効果がありますが、あまりに激しい運動をするとエネルギーが消耗されてしまいます。体力に自信のない人は、家の中でストレッチやインナーマッスルを刺激する程度でよいのではないかと思います。

体験談

疲れさせないためにしていたこと

外回りの営業職なのでほとんど出歩いていて、デスクワークの日は週1～2日ほど。車での長時間の移動や、ときには宿泊を伴う出張もありました。仕事の都合で週1～2回は朝6時ごろ家を出て21時ごろ帰宅するという、立ちっぱなし動きっぱなしのハードな日も。休日はスポーツをしていましたが、シーちゃん先生のブログに出合い、体を休めて体力を温存したほうがよいのだと思い、趣味の登山やスノボはお休みしました。

養生生活前から3歳の上の子と一緒に21時ごろ就寝。洗い物など残っている家事は夫にお願いし、朝も子どもの世話は夫に任せ、私はギリギリまで寝ていました。夫はもともと家事育児をしてくれていましたが、養生生活を始めてから、さらにほとんどの家事育児をお願いしました。休日も子どもを夫に任せ、私は昼寝をしながらゆっくり休んでいることが多かったです。だれに話してもびっくりされるくらい、本当にいろいろなことをやってくれる大変できた夫で、とてもありがたいし尊敬しています。こんな妻で申し訳なく思います。養生生活から2カ月後、自然妊娠しました。（KMさん　35歳）

④抗酸化
錆びない体をめざす

活性酸素によるダメージを防ごう

細胞がイキイキとして若々しいことが妊娠には必要なのですが、それを妨げるのが過剰な活性酸素です。活性酸素とは、呼吸によって取り込んだ酸素が変質したもの。強い酸化力があり、体内で細菌やウイルスを撃退する役割をする一方、**増えすぎると正常な細胞や遺伝子をも攻撃し酸化させてしまいます。**その結果、老化を促進し、糖尿病や高血圧症など、さまざまな生活習慣病の発症にも深く関わっているといわれています。過剰な活性酸素は精子や卵子も攻撃してダメージを与えるため、妊娠しにくくなり、流産も起こりやすくなってしまいます。少しでも活性酸素を取り除く「抗酸化生活」を心がけましょう。

私たちが呼吸で取り込んだ酸素のうち、約2%が活性酸素に変化するといわれています。ハードな運動などで呼吸が速まると、活性酸素の量はさらに増えます。大気汚染やシックハウスなどによる化学物質を吸った場合も同様に増えます。

さらに、活性酸素を増やす要因が生活習慣の中にもあります。紫外線を長時間浴びたり、強いストレスにさらされ続けたり、睡眠不足が続いたり、喫煙やお酒を飲みすぎたりしても活性酸素は増えます。

活性酸素は生きているかぎり、避けることはできません。でも、生活習慣の改善と食品のとり方で活性酸素を減らすことができます。食べ物たちの抗酸化作用をいただいて若返っちゃいましょう！

若返りの秘訣は食材にあり

抗酸化作用があり、若さを保つ成分としてよく知られているのはファイトケミカル（植物性化合物）です。ファイトケミカルは主に植物の色素や苦み、辛み、渋みなどに関係しているため、色が鮮やかだったり、独特の風味を持っていたりすることが多いです。ファイトケミカルとそれを含む食品には次のようなものがあります。
・ポリフェノール……赤や黄色、緑、紫などの色のついた野菜や果物、ピーマン、ブロッコリー、玉ねぎ、緑茶、カカオ
・カロテノイド……にんじん、かぼちゃ、トマト、すいか、ほうれん草
・イオウ化合物……大根やわさびなどの辛み、ねぎ類の香り
・テルペン類……ハーブ類、柑橘系の香りや苦み
・β-グルカン……きのこ類
・サポニン……大豆

抗酸化成分は、それぞれの性質や作用に違いがあります。毎日の食事の中で多くの種類をとり入れることが抗酸化生活のポイントです。赤や黄色、緑などいろいろな色の食材をまんべんなく使うようにするといいですね。

さらに、若返りに役立つ食品として発酵食品があります。発酵食品は、納豆やチーズ、ぬか漬けなど独特のにおいがするものや、しょうゆ、みそ、酢、かつお節などうまみ成分となるものなどさまざま。これらは、保存がきくことからもわかる

ように強い抗酸化作用があります。また、発酵食品を生成する微生物には腸内細菌を整えて元気にする働きがあり、免疫力をアップさせてくれます。

食べ物と老化について、もう1つ加えたいことがあります。それは、甘いもののとりすぎ。甘いもの（糖）をとりすぎると、体内でタンパク質と糖が結びつき、本来のタンパク質を変性させて老化の原因をつくり出します。たとえば、皮膚を構成するタンパク質のコラーゲンが変性すると、肌のハリが失われたり、しわが増えたりします。若さを保つために、甘いものは控えましょう。

体験談

抗酸化を心がけて

朝はパンとコーヒーだけ、昼はパスタやラーメンなどの単品ばかりでした。養生を始めてからは、シーちゃん先生のブログにあるように「おかずおかず、タンパク質タンパク質、野菜野菜」ととなえるように食べました。ピクルスを作り置きしたり、ミネストローネを多めに作って冷凍保存したりも。そのせいか肌のツヤがよくなり、気持ちまで元気になりました。（HKさん　35歳）

食事はタンパク質を多くとれるように、朝食に温泉卵や納豆を足し、昼食はなるべく自分で弁当を作って持って行きました（夕食の残りや総菜など。冷凍食品は使わない）。夕食用のお肉やお魚を多めに買ってモリモリ食べました。献立は一汁三菜以上を心がけ、いろいろな野菜を食卓に並べました。おみそ汁は具だくさんにし、野菜と豚肉やお豆腐などタンパク質が入ったレシピにしました。また、もともと砂糖はほとんど使わず、みりんも風味づけに少し使う程度でだし汁を多用しています。色の濃い野菜をとり入れると彩りが鮮やかになります。（HTさん　38歳）

HTさんの朝食例

・ご飯（茶碗軽く1杯）、豚汁（お椀1杯）
・焼き鮭、温泉卵
・ほうれん草のおひたし　・にんじんのしりしり
・かぼちゃの煮つけ
・トマトとレタスのサラダで野菜を多く

⑤メンタル
いろいろと気にしすぎないように！

平常心でいることが妊娠につながる

「不妊治療をしていた友だちは妊娠したのに、なぜ私は妊娠できないの!?」「こんなに頑張っているのに、どうして妊娠しないの？」とイライラ、めそめそしている妊活女性をよくみます。気持ちはわからなくありませんが、このような怒りや不満、不機嫌な状態は、気血の流れを滞らせ、妊娠を遠くします。メンタルが安定してこそ、気血は伸びやかに流れ、精の充実につながるもの。残念ながら「今回は妊娠しなかった」というときは、事実だけを淡々と受け止めることが大切です。

妊娠できないイライラを夫に向けていませんか。なんでも受けとめてくれる夫だと、感情のままに大泣きしたり大きな声を出したりする人がいます。ワーッとエネルギーを吐き出すと、気や精がつきてしまいます。感情を過度に出さず、平常心を保ちましょう。

頭に血が上ってないですか？

また、現代人はスマホ、パソコンから切り離せない生活を送っています。それにより、目を酷使する女性が多くなりました。さらに、バリバリ仕事をこなし、毎日脳をフル回転させている女性も多くなり、脳を使いすぎるために起こる脳疲労になる女性が増えています。首のこり、頭痛そして不眠です。

中医学には上盛《じょうせい》下虚《かきょ》という言葉があります。頭にばかり気が向かってしまい（上盛）、脳を使うことで血が必要になると、俗にいう「頭に血が上ったような状態」になります。一方、下半身（子宮・卵巣も含む）は、エネルギーが不足した状態（下虚）になり、腎というエネルギーの貯金箱に不足を生じます。腎のエネルギー不足は、ホルモン系のアンバランスにつながります。

中医学の「腎」は、西洋医学の副腎の働きも含みます。副腎疲労（副腎の機能の低下）について書かれた本を読んだときに「こんな症状がある人は副腎疲労の可能性があります」というチェック項目がありました。その多くが中医学の「妊娠基礎力チェック表」の諸症状と重なります。副腎はさまざまなホルモンを支える重要な臓器。副腎疲労は甲状腺の働きも悪くさせ、結果として性ホルモンへの影響も大きいのです。高齢不妊の人に甲状腺の機能が低下して治療を受けている方が多くみられるのは、上盛下虚も原因の1つだと私は考えています。

瞑想で頭の気血を下げよう

イライラ、めそめそしたりする。頭に血が行ってばかりで興奮状態で眠れない、あるいは緊張感で体が硬直し、首がこってパンパンに張っている状態であるならば、その状態は妊娠に向いているとはいえないのです。

妊娠に理想的な状態とは、ゆるんでいて気が落ち着いていて脳が休まって過度に頭が働いていない状態です。気や血が子宮に集まっている精神が落ち着いた状態。

そんな生活へとシフトする。それが下半身へエネルギーを送ることになり、腎を養う（ホルモン系のケア）養生につながるのです。気を下げる時間を設けるための、私流ではありますが、瞑想法をご紹介したいと思います。

これは、日常生活で避けられないストレスを解消するのにも役立ちます。嫌なことがあった、どうしても焦りが出てしまうなど、なんだか気持ちが落ち着かないときは、朝昼晩、いつでもいいので行ってみてください。

シーちゃん流瞑想の方法

①椅子に浅めに座って肩の力をぬき、手をお腹（子宮の前あたり）に当てます。頭を上げて天を仰ぐ感じで目を軽くつぶり、鼻から息をゆっくりと長く、深く吸い込んで、背中を通してお腹（子宮）に気をためます。

②お腹にたまった悪い気を口からゆっくりと吐き出します。体内の不安定な感情など、マイナスなものを勢いよく吐き出すイメージで。口をすぼめて、「ふーーーっ」。

③悪い気が体内から出ていって浄化されていくと、手のひらが温まってよい気が下

腹部に集まってきます。頭に向かった気血が下がり、子宮にたまっていくようにイメージしましょう。子宮がジワーッと温かくなってきます。そのときにオーラが大きくなるようにイメージし、大宇宙を感じましょう。

中医学では、人体の中は小宇宙、外は大宇宙として互いに影響し合っていると考えられています。自分の気やオーラが大宇宙と一体化することをイメージすると、気持ちがゆったりとして穏やかになれます。肩が軽くなり、滞っていた気血が流れていくことを感じるでしょう。1日5分でもいいので静かな時間をつくり、続けてみてください。きっと、頭の中がスッキリして、前向きな気持ちになってきます。

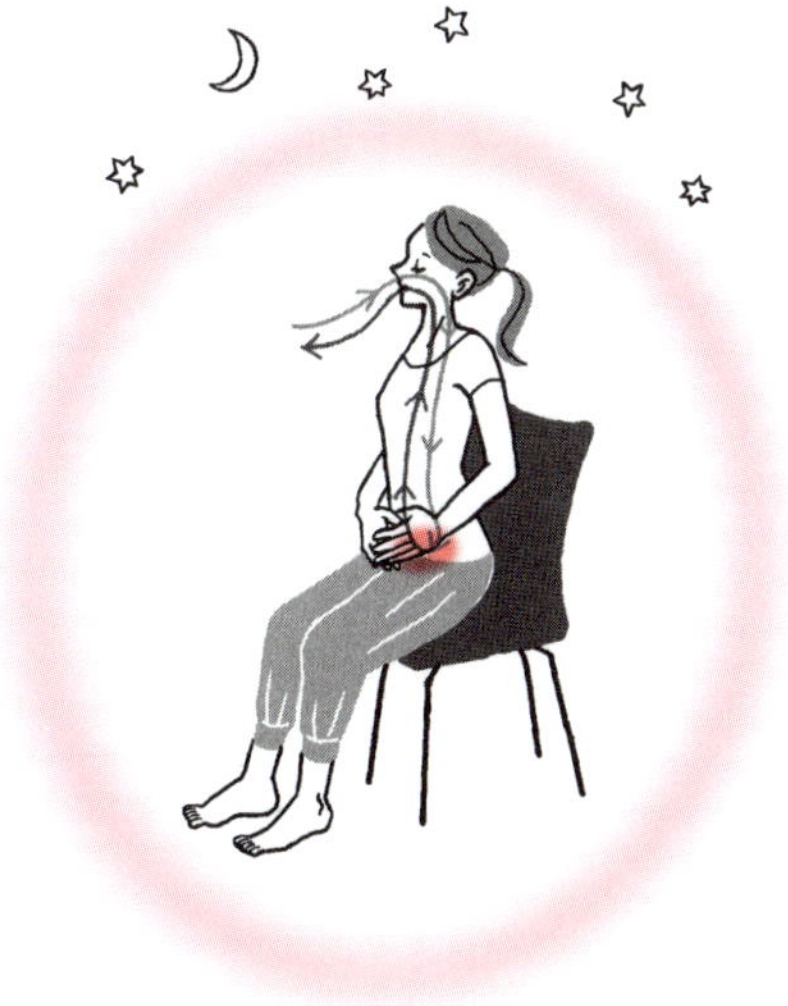

「新シーちゃんメソッド」を始めたら以前の基礎体温と比べてみよう

基礎体温は豊富な情報源

妊活をしている方の多くは、基礎体温を測っていると思うのですが、「新シーちゃんメソッド」を始めたら、ぜひ、以前の基礎体温と比べてみてください。

私がカウンセリングをするときは、基礎体温をじっくり見て、そこから見えてくることを大事にしています。ご存じのとおり、正常な排卵周期は、低温期から高温期の間に排卵期があります。ですが、なかなか妊娠できないと相談にくる方には、低温期と高温期の差があまりない方や、そもそも排卵期が定まらない方が多くいらっしゃいます。

中医学では、低温期は「陰」の期間です。月経の期間が低温で安定していると

「陰」は充実していると考えます。しかし、低温期が全体的に高めで、月経が始まってもなかなか低くならないという場合、「陰」が不足していることが見えてきます。

また、高温期は「陽」の期間です。高温期が安定せずガクガクしていたり、終わってもすぐに低温期にならず、ゆっくり時間をかけて低温期になっていくのは、「陽」の不足です。

では、なぜ陰陽の不足が起こるのでしょう。基本的なエネルギーの不足とストレスの影響が大きいと私は考えます。私の場合も、養生をして安定してきたなと思っているところにストレスがかかると、すぐにガタガタになってしまいました。それに、私は寒かったり暑かったりするとすぐに体調に出る「気虚」と「陰虚」の状態でしたので、環境にも気をつけなければいけませんでした。

次のページの図は理想の基礎体温です。低温期から高温期になるときには、力強く上がる勢いも必要です。その勢いがあるのかどうかで、エネルギーが貯金できているかどうかを見ることができます。1〜2日で立ち上がりきれずに、数日かけて

理想の基礎体温

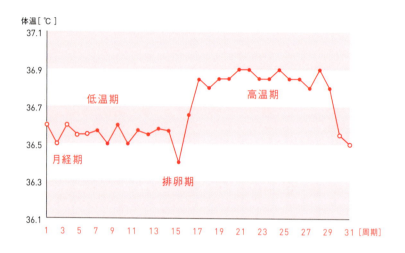

上がっていくのはエネルギーの貯金が足りていないということです。①の睡眠、③の疲れさせないをメインに、しっかり「新シーちゃんメソッド」を行っていきましょう。

もちろんストレスもなるべくかからないようにすることは大事ですが、仕事や人間関係など、生きていてストレスを受けないという方はいないと思います。ですから、それを最小限に抑えられるように工夫すること。ときには右から左に流すことも必要です。ストレスに負けないメンタルを保てるように、おおらかな気持ちで取り組んでみてください。

第4章

タイプ別実践！「新シーちゃんメソッド」

7つのタイプの中から自分のタイプをチェックしよう

7つのタイプ別「新シーちゃんメソッド」の進め方

日々、多くの方たちの不妊の相談を受けているうちに、その方たちはある程度タイプ分けができるということに気がつきました。

これまでブログで紹介していた「シーちゃんメソッド」では、どんな方でも同じように「睡眠、食事、疲れさせないこと」を実践していただきました。ですが、さらに効果的に進めるためには、全員が一斉に同じ方法で行うよりも、それぞれのタイプ別にSTEPアップしていくほうがいいのです。第2章の「妊娠基礎力チェック表」で、どこにチェックが多いのかはそれぞれ違います。そんな違いのある方たちが同じ方法で進めていくよりも、タイプ別にアプローチを変えたほうがいいのは、当然のことですよね。

タイプは7つ。①「バリキャリ不妊」、②「見た目が老女の腎虚不妊」、③「毎日がしんどい絶不調不妊」、④「ジメジメ、めそめそ、胃腸虚弱不妊」、⑤「いつも不機嫌、こじらせ肝うつ不妊」、⑥「どこも不調はないのに妊娠しない、元気いっぱい不妊」、⑦「第一子妊娠・出産で疲労困憊、すっからかん不妊」です。

それぞれのタイプごとに10の特徴をあげておきますので、自分のことを客観的に判断してみて、あてはまる項目がいちばん多いタイプがあなたのタイプとなります。もし同数のタイプがあった場合は、どれか自分に近いと思うほうを選んでみてください。

自分のタイプがわかったら、第3章の「新シーちゃんメソッド」を頭に入れつつ、STEP1から順に進めていきましょう。それぞれのタイプにぴったりな食材や料理もあげておきます。エネルギーをどんどんチャージして、妊娠に必要なエネルギーが十分に貯金できたところで、タイミングをはかってみてください。

1 バリキャリ不妊

当てはまるものがいくつあるかチェックしてみましょう。

1▼自分は仕事ができるし、よく気がつくため周囲の信頼と期待も大きい。その期待に応えたいといつも気を張っている。

2▼いつも仕事のことで頭がいっぱい、あるいはノルマに追われている。

3▼予定はずいぶん先まで埋まっているし、埋めたいし、忙しくないと調子が崩れると思っている。

4▼せっかち、イライラしやすい、のぼせやすいなど、頭に血が上っている感じがする。

5▼目を酷使して脳みそフル回転で仕事に取り組んでいる。

6 ▼ 夜遅くまで起きていて、就寝は23時以降になる。または横になってもなかなか寝つけない。

7 ▼ 食事はいつも短時間ですませ、しかも、パソコンの前で軽食をほおばりながらのながら食い、早食い、飲み込み食いをしている。

8 ▼ 夜食だけしっかり作るが、朝は食べないし、昼はテキトーで、パスタランチ、そば、コンビニおにぎりなどで済ませることが多い。

9 ▼ コーヒーのカフェインでスイッチオン！　コーヒーじゃなくても、緑茶、紅茶などのカフェイン類を毎日何杯も飲んでいる。

10 ▼ 手を抜かない頑張り屋。仕事も家事も（なんなら育児も）一手に引き受け、負担が大きい。

チェックの数　　個

このタイプの傾向と対策

いつも頑張って張りつめているこのタイプの方は、交感神経が常に興奮状態にあり、アドレナリン全開。頭に血が上り、気が上がって呼吸が浅くなっています。妊娠するには、ゆったりとして副交感神経を優位にする必要があります。**気を静めて、気血を頭ではなく、子宮へ集めるために、ゆったりとした時間を持ちましょう。**周りの協力を得て、時間に追われずに過ごせるように、スケジュール調整をすることが必須です。

STEP 1

ゆったりタイムをつくる（まずは環境づくり、巣づくりを）

予定を削り、隙間時間を意識してつくりましょう。のんびりぼーーーっとする時間を持つことが何より大事。忙しい多くの仕事で、夕方になるとぐったりして力尽きたーーーとなるまでやらないこと。仕事量を減らし、余裕ある仕事配分に。仕事は定時で上がれるように周囲と相談し、1日の生活の流れや時間の使い方を大幅に見直します。そして、30分でも早く就寝。この時点でそれは無理などと思わないで。周囲に妊活をしていることを言わないと心身の負担が大きすぎます。妊活の期間を決めるなどして、協力を求めましょう。今までバリバリやってきたあなただから、周囲を巻き込んでの調整もできるのです。すべては巣づくりのためです。

STEP 2

スケジュールテーマはゆったりでゆっくり

定時に上がり、早めに夕食（夜食ではなく夕食を意識します）をとりましょう。もし夫の帰りが遅かったら、待たずに食べてしまいます。早食い癖を直し、時間をかけてよく噛んで食べることを心がけて。帰宅後は、スマホ、テレビ、PCなど、目を酷使するような習慣はやめること！　のんびりお風呂に入ります。おすすめは瞑想（120ページ）です。目をつぶって丹田《たんでん》（へその少し下のあたり）に気血を送るイメージで、心静かに瞑想します。そしてなるだけ早く就寝しましょう。

STEP 3

興奮状態が収まって落ち着いたらタイミングを

さらに睡眠が整って興奮状態が収まってきたら、基礎体温を計測してみましょう。興奮状態の基礎体温は上下幅が激しいので、まずは心と頭を落ち着かせることが大事です。また、交感神経の興奮状態から覚めると、素の体調が一気に顔を出す場合があります。今までたまっていたものがいきなり噴き出し、養生をしているのに体がしんどい、疲れがとれない、風邪をひくなどの体調悪化に傾くこともあります。その場合は「体が休む準備ができたのだから、体調が悪くなってもかまわないのよね」とゆったりモードになった証拠とポジティブにとらえましょう。今までの疲労を解消するために普段の生活をスローにギアチェンジし、しっかりとリズムを整えて休息をとりましょう。

こうして心と体、そして基礎体温が大まかに整ってきたら、タイミング法にトライです。

このタイプの食事アドバイス

「肝」を穏やかにする食事を

このタイプの方は、**興奮を静めてゆったりする食材を中心にする**のがおすすめです。気持ちが上がってしまう興奮型の女性は「肝」を穏やかにする必要があります。殻付きの貝類は妊娠に必要な「肝」、「腎」を養う働きが多いので、貝類で鎮静を！　ミネラル豊富でホルモン活性はもちろん、精神安定にも働きます。

おすすめ食材＆料理

「肝」を穏やかにする食材

シジミ、あさり、ムール貝、アワビ、牡蠣、春菊、食用菊、セロリ、トマト。

＊セロリとトマトのサラダは生理前のイライラ興奮時期におすすめです。

貝をたくさん使ったアクアパッツア

ムール貝、あさり、鯛（平）、スズキ（平）、トマト、オリーブ（平）にホワイトセロリを振りかけて。

※中医学では、「肝を養いたければ肝と同じ形を食べよう」という考えがあります。つまり、肝臓の形と似たような食材、貝を食べるように意識してみましょう。

2 見た目が老女の腎虚不妊

当てはまるものがいくつあるかチェックしてみましょう。

1 19ページのイラストのように見た目は実年齢プラス10歳以上の老け顔で乾燥肌、しわだらけ。
2 浅黒く、くすみがちな肌でクマが出ている。シミも多数ある。
3 トイレが近い。尿切れが悪い、尿の勢いもない。
4 夜は深くぐっすり眠れない。何度も目が覚める。
5 白髪が多い。枝毛、抜け毛もひどい。薄毛で頭皮が見え隠れする。
6 マイナス思考で自己否定を頭の中でリフレイン。
7 おりものが少ない、口が渇く、ドライアイ、手足がほてるなど、潤い不足でカラカラ。

8▼甘いお菓子が大好き。

9▼生理前になると背中や腰のあたりが張る、こる、だるい。足もとてもだるくてつらい。

10▼ぎっくり腰、四十肩なども含め、関節のトラブルを抱えている。

チェックの数 □ 個

このタイプの傾向と対策

腎の働きが低下、またはもともと持って生まれたエネルギー不足が背景にあります。さらに養生不足が重なることが原因で、腎の精が枯渇状態にあります。**日の出とともに起きて日の入りとともに横になる生活を送りましょう。**

STEP 1

まずはエネルギーを貯めよう

精の貯金を。無駄遣いに注意！ **臓腑のエネルギーが全体的に不足している**ので、おすすめなのは仕事を持たないこと！ 夫婦で話し合って夫の収入だけで生活や不妊治療ができるように、金策してみましょう。また、甘いものが好きな方は、糖質過多が老けて見える原因になっているかもしれません。甘いものは少しだけに。

STEP 2

徐々に寝る時間を早めて

とにかく早く寝ること。夜遅くまで起きていた人は、**1時間ずつ早めて体を慣れ**

させましょう。ブルーライトで脳を刺激しないように、夕方からはスマホも見ないで寝るための心と体の準備を。性交は控え、精力を貯めることが必要なので、夫婦間での話し合いが必要です。女性の精力不足を改善することを最優先に。

STEP 3

焦らずに時を待って

精力の無駄遣いを防ぎ、精力貯金を行って「腎」の症状や「妊娠基礎力チェック表」のチェック項目がさらに減ったら、基礎体温を計測。すぐに基礎体温が整うまではいかないと思いますが、**焦らずじっくりと体をつくり**つつ、元気がみなぎってきたらそこで初めてタイミングや治療を再開しましょう。

おすすめ食材&料理

「腎」を養い、「陰」を補う食材

大豆、黒豆、黒ごま、黒米

*中医学では「腎を養いたければ腎と同じ形を食べよう」という考えがあります。つまり、腎臓の形と似たような食材、豆を頻繁に食べるよう意識してみましょう。豆は気力アップに。黒豆、黒ごま、黒米などはポリフェノールが豊富で若返り効果も。

豆乳ごまみそ汁

みそ汁に豆乳とごまを入れたものをベースに、ミネラルたっぷりの牡蠣やビタミンB1が豊富で元気になる豚バラのタンパク質に白菜、大根、豆腐などを加えて。寒がりの人はしょうがをプラス。

3 毎日がしんどい絶不調不妊

当てはまるものがいくつあるかチェックしてみましょう。

1 ▼ 初めて「妊娠基礎力チェック表（54ページ）」をチェックしたとき、ほぼ全部チェックがついた。

2 ▼ まず、食べられない。

3 ▼ まず、寝ることができない。

4 ▼ 前向きになんてなれるわけがない。毎日調子が悪いから。

5 ▼ 不妊治療に通うのもしんどいが、通っていないと不安だから頑張って通院しているがなかなか結果が出ない。

6 ▼ 本当は、家事もなんにもせずに朝から晩まで寝ていたいくらいずっと体の調子が悪い。

7▼仕事をやめて専業主婦になったのに、まだ調子が悪い。

8▼もともと、幼いころからずっと虚弱体質で調子が悪かった。体力には自信なし。

9▼ホルモン補充しても、反応がよくない。

10▼不妊歴は5年以上になる。

チェックの数
□
個

体調不良で、腎の貯金はほぼ無い状態です。不妊治療をされていて結果が出ないのであれば、日々の生活を快調にすることから始め、一旦、治療から離れることをおすすめします。しかし、高齢の場合はその期間が命取りとなりますから、悔いのない決断をしてください。

まずは人としての基本、食事と睡眠の対策を始めてください。毎日、毎食を少しずつでいいので、消化のいいものを食べていきましょう。寝られるようになるために、カフェイン類もとらないように。

また、全身のツボをやさしく刺激するマッサージや鍼に、定期的に通われることをおすすめします。胃腸虚弱のツボから始めて、首筋から頭の緊張をとっていきます。睡眠のツボは首や頭にあります。

しっかりと食べられ、そしてゆっくりと眠れる。その体調の改善を待ったほうが得策だと思います。この状態でお仕事をしている人は、そのままで後悔がないか今一度振り返って決断してくださいね。

STEP 1

家事もせずに休息を

休息がいちばん。実家があなたにとってくつろぎの場所であるならば、実家で家事をいっさいせずに、上げ膳据え膳で半入院状態（療養生活）を送ることをおすすめします。実家のお母さんが協力的であれば、ぜひ実家に戻ってください。栄養たっぷりの食事を作ってもらって、ゆっくりと骨休めの時間を過ごしましょう。それが無理ならば、自宅でゆっくりと休めるように、家事はやらないくらいの気持ちで家族に協力をお願いしましょう。

STEP 2

少しずつ動いて

体調がある程度上向いてきて少し動けるようになったら、実家の家事を少しずつ手伝ってみてください。**疲れたらひと休みしながら、ちょっとずつできることを増やしていきます。**食事も朝昼はお母さんにまとめて作ってもらい、夕食は自分がみんなの分を作るなど、分担を少しずつ増やしていきます。自宅にいる場合でも同様に、少しずつ家事を増やしていきます。

STEP 3 治療を始める

実家の家事が全般的にこなせるようになったら、時間がない高齢の妊活女性は体外受精への準備を始めてもいいでしょう。1つずつSTEPアップしている時間も体力もありません。

絶不調不妊の女性は、遠方への通院だけでもかなりの負担です。近所で通院負担がなければいいのですが、朝に病院へ行き、昼過ぎに帰宅する1日の流れもしんどい人はいるはずです。通院が思いのほかきついなら、私のように期限を決めて自然妊娠だけをねらってできなければ諦める選択もありますね。ことのほか体力がぎりぎりだということを意識してください。実家から不妊治療施設に通い、ご主人に精子を提出してもらって体外受精で妊娠した女性はいますので、体調に合わせて試行錯誤しながら、いろいろと妊娠・出産の手立てを考えてみましょう。

このタイプの食事アドバイス

元気になるまで食事は段階的に

①おかゆ

「ジメジメ、めそめそ、胃腸虚弱不妊」のおすすめ食材&料理を参考に、おかゆだけでも食べられるように。

②具だくさんぐずぐずスープミネストローネ風

具材をたくさん入れたスープで、元気をプラスしていきましょう。じゃがいも、にんじん、かぼちゃ、セロリ、さつまいも、玉ねぎ、キャベツ、ブロッコリーを入れて、ベーコンや鶏もも肉を刻んで、しいたけ、しめじ、舞茸などのきのこ類をプラス。黒豆もおすすめです。

③バランスのよい食事

胃腸が改善したら普通にバランスよく食べ、「妊娠基礎力チェック表」のチェックをさらに減らしていきましょう。

4 ジメジメ、めそめそ、胃腸虚弱不妊

当てはまるものがいくつあるかチェックしてみましょう。

1 ちょっとしたことでくよくよ思い悩む癖がある。落ち込みやすい。気が滅入ってしまいがち。

2 ストレスがあると食欲が低下する。

3 胃腸が弱いのですぐに下痢をする。

4 舌苔《ぜったい》が厚く付いている。

5 食後に痰がたまる。

6 ジメジメとした湿気に弱く、雨が多い季節、特に梅雨は絶不調。

7 天気が悪いとだるくてしかたがなく、頭痛やめまいが起こる。

8 ▼ 胃下垂などの内臓下垂がある。
9 ▼ 消化が悪く、食べても太れない。
10 ▼ 疲れやすく、何かをする気力がわかない。「元気いっぱい」って何ですか？ という感じ。

チェックの数 □ 個

このタイプの傾向と対策

「脾」（胃腸の働き）が弱いと水分代謝が滞り、湿気がたまります。湿気は気持ちと内臓の働きを停滞させて、ジメジメくよくよ思い悩む性格をつくっていきます。また、消化吸収がうまくいかない人が多く、食べたものを精へ変化させる力が不足し、精力が貯金に回らず、常に精力不足で元気になりません。まずは胃腸をケアしてジメジメ湿気を取り除きましょう。

STEP 1

胃腸を元気に

気持ちがジメジメして落ち込んでいるこのタイプの人は、もし不妊治療をしていたら、現在の年齢にもよりますが、いったん治療から撤退することも考えて欲しいですね。胃腸が弱い人は思い悩む傾向があり、メンタルがかなり弱いタイプなので、小さなことでも気にしやすく、落ち込みやすいからです。

まずは、体力消耗に気をつけて生活します。体力が消耗するとすぐに胃腸が動かなくなりますので、**消化の良い食べ物で胃腸を元気にしていきましょう。**胃腸が安定してきたら、少しずつ負荷をかけて筋肉を刺激します。インナーマッスルをつけるのです。**インナーマッスルは胃腸を温めて働きを助けます。**ですが、胃腸が弱いとなかなか筋肉がつきにくいので、一気につけようと焦ってはいけません。片足で数分立つ、呼吸法で腹筋を鍛えるなど、簡単で優しい筋肉刺激を始めてください。体力が消耗するので、やりすぎに注意です。少しずつ負荷をかけていきましょう。鍼やマッサージに通って刺激するのもいいですね。

STEP
2
負担のない範囲で外出も

下痢をしていると気分の方向も下に向きますから、落ち込みやすくなります。胃腸が元気になり、おいしく食べられるようになると、うきうきと気分が上向きになります。**胃腸がしっかり働くようになると、自然とメンタルも安定しやすくなるのです。**

うきうきとした気分になってきたら、体は良い方向へ仕上がりつつあると考えていいでしょう。体に負担がなく、気分転換になる楽しいことを考えてみてください。体調がいいときには、負担がない範囲で外出してみるのもおすすめです。

STEP 3
妊活、不妊治療を再開

心も体も上向きになってきたら、基礎体温を計測してみて、基礎体温の立ち上がりや生理直前の高温期に力強さが出てきたら、仕上がってきていると思います。治療を再開し、タイミングをとってみてください。

▼このタイプの食事アドバイス

▼消化のよい食事を

胃腸虚弱女性の食事は、とにかく消化のよい食事を。胃の負担を最小限にするよう気をつけます。

▼胃腸の働きをアップさせよう

気を補って湿気を抜く、それで胃腸の働きがアップします。胃腸の気が上がれば、同時に内臓に気が行き渡って働きがよくなり、後に精力が貯金にまわるようになり妊娠力アップにつながります。

おすすめ
食材＆料理

2パターンのおかゆを工夫して

おかゆ①タンパク質を入れて
山いも、骨付きの手羽先、しょうが、陳皮《ちんぴ》（ミカンの皮を乾燥させて刻んだもの）、大棗《たいそう》（なつめの赤い実を乾燥させたもの）などを入れて。このタンパク質入り精力アップの食材のおかゆをベースに、消化のよいタンパク質や野菜をさらにプラスしてもＯＫ。胃腸を働かせて気を補います。

おかゆ②雑穀などをベースに
雑穀、はと麦、里いも、小豆入りのおかゆをベースに、消化のよいタンパク質や野菜をプラス。

＊湿気を抜いて胃腸の働きを高めます。舌苔の多い人、痰がたまりやすい人におすすめ。

＊気持ちがこもりやすい女性は気持ちが晴れやかになるような、肝におすすめの食材（63ページ参照）をチョイス。

5 いつも不機嫌、こじらせ肝うつ不妊

当てはまるものがいくつあるかチェックしてみましょう。

1▼常に自分は正しく、相手は間違っていると考えがち。何かあるとすぐに相手に突っかかる。

2▼常にイライラして、文句ばかりでよく怒る。

3▼夫婦喧嘩が絶えないので、その怒りによって活性酸素が体中に充満していると思う。

4▼生理前に胸が張る、お腹が張る、頭痛、偏頭痛が出る。

5▼歯の食いしばりがある。

6▼気分の上下が激しく、怒って、泣いてわめくこともある。

7▼生理周期は短くなったり長くなったりで安定しない。

8▼基礎体温を測ってみると、低温期や高温期に体温の上下が3分以上あり、振れ幅が大きくガタガタとした形をしている。

9▼イライラして眠れないことがあるが、特に生理前はひどい。

10▼卵巣嚢腫、チョコレート嚢胞などの婦人科系の疾患を抱えている。

チェックの数　　個

このタイプの傾向と対策

気が滞って体に悪影響を及ぼしています。夫婦は不思議とつり合いがとれているものです。相手にも自分にも欠点があります。許しあって、ため込まず、かといって爆発させずに水に流していくことを心がけて。気分の上下を減らし、平らな心を保つことで精力消耗を減らし妊娠へとつなげていきましょう。

STEP 1

イライラを減らそう

イライラのあなたには、シーちゃん流瞑想法（120ページ）にさらにワンポイントプラスでアドバイス。それは目を引っ込めること！　瞑想中は目を閉じます。そして**目の奥を引っ張って目を奥に引っ込めるイメージで呼吸を整え、心静かにします。**目を引っ込めるように意識すると不思議とイライラが減っていくのです。また、目の使い過ぎに注意しましょう。目は肝とつながっていて肝の疲労が気のめぐりや気分に影響するからです。

STEP 2

気持ちを落ち着かせる食材を

食材はイライラを減らす鎮静のもの、海の貝類や気分を発散する香り食材を中心に組みます。怒る回数が減った、イライラも減ってあまり気にならなくなったと変化を感じたら基礎体温を計測してみましょう。

STEP 3

タイミングをとって

多少のガタガタはあっても気にならない程度の振れ幅になり、ある程度、基礎体温がなだらかに整ってきたらトライ再開です。夫に対してイライラしていて喧嘩が絶えないのであれば別居婚や週末婚など、お互いが機嫌良く過ごせるように工夫してみましょう。

おすすめ食材＆料理

肝のめぐりを改善させる食材を！

果物系…陳皮（ミカンの皮を乾燥させて刻んだもの）、ゆず、カボス、レモン、キンカン

葉　系…しそ、バジル、ミント、フェンネル、三つ葉、パセリ、春菊、セリ、セロリ

＊いつもの料理に、鎮静作用があり、気を発散する上記の薬味や香味を必ずプラスしてみてください。柑橘系ハーブで気分をすっきりさせましょう。揚げ物、脂っこいものは痰がたまります。たまった痰は肝の働きを滞らせてイライラを起こします。辛いものなどの刺激物もイライラの原因となります。

6 どこも不調はないのに妊娠しない、元気いっぱい不妊

当てはまるものがいくつあるかチェックしてみましょう。

1▼基本的に元気で、「妊娠基礎力チェック表（54ページ）」にチェックはほとんどつかない。

2▼中学や高校でスポーツ系の部活をしていた。

3▼部活はそこそこ強く、成績を残していた。

4▼スポーツクラブはもちろん、バドミントン、ママさんバレー、フットサルなど体を動かすのが大好きで、動かしている時間が長い。

5▼マラソンなどの長時間有酸素運動をやっている。

6▼朝から元気いっぱい、気力がある。

7 くよくよ考えたり悩んだりすることが少ない。

8 予定は結構入れたとしても、へこたれたりばてたりしない。

9 仕事はフルタイムでこなしているが、体力に問題ない。

10 休みの日もスケジュールが入っていて動き回っているが、翌日も元気に仕事に行くことができる。

チェックの数 □ 個

このタイプの傾向と対策

このタイプは過去に運動部員であるなど、基礎体力がものすごくある女性が多いのですが、**元気いっぱいなだけに無理しがちな傾向があります。**現在も運動をしているなら、運動量を少なくするだけで妊娠する傾向が。

戦いモード全開で交感神経が興奮状態の競技は血を持ち上げてしまい、子宮が空虚になりやすい、バリキャリ不妊と似たところもあります。さらに、元気なので、有り余ったものが滞りをつくる場合があります。血や気の停滞がそれにあたります。**消費エネルギーを抑え気味に過ごすことが必要です。**

STEP 1

戦うスポーツはお休みして

運動はすべてゆったり系にします。トーナメントなどの試合があるようなスポーツは、戦いモードで交感神経が優位になり、妊娠によろしくありません。休会を申し出ましょう。家でゆったりとヨガやストレッチなどに取り組むのがおすすめです。

STEP 2

血液サラサラメニューを心がけて

体力がある人は、消化力もあってがっつり系のしつこい食事をしがちです。**青魚や酢のものの血液サラサラメニューで、若返り&血のめぐりを意識してみてください。**また、汗をかくスポーツはカルシウムや鉄などのミネラルを消耗しますので、慢性的に鉄分が不足しているかもしれません。しっかりと補給しましょう。

STEP 3

余力が出てくるのを待って

省エネモードにしてみてしばらく経過すると、「以前の自分って結構疲れていたかもしれないな」と感じることもあるかもしれません。その後、「余力が出てきて、有り余っちゃうな」くらいになったらタイミングをみてトライしてください。

おすすめ食材&料理

血のめぐりを改善する食材

鯖、さんま、あじ、いわしなどの青魚。

＊青魚には、EPAやDHAなどの健康にいい栄養素が豊富に含まれています。さらに酢で「めぐらせ作用」を強化して、すっきり活血(血をめぐらせること)しましょう。

7 第一子妊娠・出産で疲労困憊、すっからかん不妊

当てはまるものがいくつあるかチェックしてみましょう。


1▼もともと疲労気味なのに無理して第一子を妊娠・出産した。

2▼第一子のときには、出にくい母乳をなんとかやりくりして完全母乳達成。

3▼抜け毛がひどくて、今も抜け気味。

4▼第一子に手がかかり、夜泣きなどでなかなか寝てくれないのでかなり疲労困憊。

5▼第一子出産後、すぐに仕事復帰したら、「それが失敗だったかも」くらいかなり疲れる。

6▼第一子出産後、慣れない初めての育児と子どもの離乳食で手いっぱい。自分のご飯は適当に済ませてしまっていた。栄養不足を感じる。

7▼第一子の子育てがしんどいのに仕事をしているから、疲れてイライラし、怒ったり当たったりする。

8▼もともとできやすい体質で、第一子は妊活後すぐにできたのに今度はなかなかできない。

9▼ワンオペ（ワンオペレーション育児）で夫の協力が得られず疲労困憊。

10▼周囲がどんどん2人目を妊娠・出産して、結構ストレスがたまっている。

チェックの数 □ 個

このタイプの傾向と対策

実は第二子の子づくりは第一子妊娠中から始まっているのです。第二子を考えている人はあまり早く復帰せず、産休、育休を長くとって休暇中に第二子を妊娠・出産するのが理想くらいに思ってください。また、母乳も体液ですから、エネルギー不足があるママは母乳ですっからかんになると、第二子が遠くなります。体調と相談して対策を考えていきましょう。

ワンオペ育児で無理をしないで、夫と一度話し合いをもって第二子対策を検討しましょう。

STEP 1

省エネでエネルギーチャージ

すっからかんの体にエネルギーチャージするために、周囲との交渉を。第一子出産後、すぐに仕事に復帰した女性でなかなか第二子ができないと、時短勤務で働いていたとしても妊娠までの時間切れになってしまいます。自分の人生で何が大事かを考え、そこはずうずうしく再交渉しましょう。さらに時間を短くしてもらう、勤務日数を減らすなど、エネルギーを節約するためにやりくりします。妊活するには、それくらいの覚悟と行動が必要です。パートタイムの仕事をやめたら、すぐに第二子ができたという女性もいますので、検討してみてください。

STEP 2 ミネラル、ビタミンの補給

いつもの食養生にプラスして、第一子で失ったミネラル、ビタミンを毎食ごとに意識して補給しましょう。第一子を出産し、育児中に食事をしっかりとっていなかった人は、「栄養満点」になったことを体で実感し、疲労がだいぶとれて元気いっぱいな日々を過ごせるまでは、一旦タイミングをとるのはお休みです。

STEP 3 鉄分補給も

さらに、第一子で鉄がとられて不足している可能性もあるので、ヘモグロビン、血清鉄、フェリチンなども検査して、不足しているならば対策をとりましょう。元

気がみなぎってきたら妊活再開！　基礎体温を計測しつつタイミングをはかってトライ！　暖かくなってからタイミングをとり始めて半年しても妊娠しないなら、第一子を出産していたとしても、第二子着床不全（着床しない体質）、不育症の可能性もありますから、産婦人科で相談してみましょう。

おすすめ食材＆料理

食材は鉄補給の赤と黒で！

赤い食材…かつお（赤と黒両方の色ですね）、レバー、赤味の肉、鯖、赤こんにゃくなど。
黒い食材…黒きくらげ、黒ごま、黒豆、黒米、シジミなど。

＊血液を補うとされる食材です。妊娠・出産、母乳育児で鉄が不足している可能性がありますよ。しっかりと補いましょう。

カルシウムでイライラ解消

イライラして夫婦喧嘩が増えている方は、カルシウムを意識してみましょう。小魚、ジャコ、えびなどのカルシウムたっぷりの食材に、かつお節やごまなどを加えてフードプロセッサーへ。塩で味を調節したオリジナルふりかけはいかが？　小さいお子さんにもおすすめです！

第 5 章

妊活からの
妊娠・出産

出産報告が続々！出産は終わりではなく始まり

子育ては体力勝負。体調管理をしっかりと！

39歳で第一子、43歳で第二子と高齢で出産した私ですが、出産したからといって、バリバリ元気に子育てや仕事ができるわけではありませんでした。夜泣きをする子どもを寝かしつけるだけで、次の日は起き上がれないほど疲れてしまいます。出産後は夫の協力なしではこれまでやってこられなかったと思います。

そう、**高齢での出産は周りの人たちの協力が必須です。**妊活中も周りの理解を得て、早く寝て体を疲れさせないようにしていたと思います。ですが、産後はさらに周りの人の手を借りて、乗りきっていかなければならないと私は思います。産んだから終わりではなく、産んだところからが始まりです。周囲の協力態勢をスムーズに得られるようにコミュニケーションを大切にし、時間の使い方を考える必要がありますね。そして、**いちばん大事なのは自分の体力。**妊活で体調を整えたとはいえ、子育ての疲労は蓄積されていきます。妊活の「新シーちゃんメソッド」を子育てでも活用し、日々成長する子どもとの毎日を過ごして欲しいと思っています。

養生をして高齢でも妊娠・出産！

産後の話を先にしてしまいましたが、ここで実際に妊娠・出産された方たちの妊娠までのエピソードをうかがってみましょう。「シーちゃん先生のおかげで妊娠・出産できました」と連絡をくださった方たちです。養生しただけで自然妊娠した方も、養生をして体外受精に再チャレンジをし、妊娠された方もいます。それぞれ仕事や環境がとても大変な中で、私の言うとおりに「早く寝る」、「体を疲れさせない」を実行するのは、容易なことではなかったでしょう。ですが、自分達の年齢を考えて、待ったなしで実行してくれました。時間のやりくりや食事のことなど、参考になると思いますので、ぜひ読んでみてください。

エネルギーを貯金！
高齢での妊活・出産体験談

39歳から妊活を始めた「バリキャリ不妊」のTさん（43歳）の場合

初めてTさんにお会いしたのは、Tさんが40歳のとき。不妊治療をしていたもののうまくいかなかったため、クリニックを変えたばかりのころでした。

「不妊かもと思ったことはなく、39歳までは子どもはいらないと思っていたので、39歳になってから妊活を始めました。産婦人科クリニックに通い、タイミングをとってみましたがだめだったので、人工授精を3回くらいしましたが成果がありません。冷え、不眠、体調不良などはほとんどなく、元気いっぱいな毎日だったので、高齢での妊娠がこんなに大変とは思っておらず、40歳になり、いよいよ焦りを感じ、友人のすすめでシーちゃん先生に相談することにしたのです」（Tさん）

Tさん自身がおっしゃっているように、とても元気いっぱいで若々しく「これはいける」と私は思ったものでした。それでも卵子の変化には6カ月はかかります。Tさんには**「あまりのんびりしている時間はありません。エネルギーの無駄づかいをやめるように」**とお話ししました。

「シーちゃん先生から、『妊娠＝新しいものをつくり出すのでエネルギーが必要。あなたは、元気とはいえ高齢でエネルギーが落ちているので、体を休めること。お酒を飲みに行ったりして無駄にエネルギーを使わないこと。それにタンパク質をたくさんとって体をつくること！』と言われました。お酒が大好きなのですが、頑張って酒断ちしました。これがいちばんつらかったです。そして、自分のこと、家のこと、仕事のこと、すべて放置して寝る時間を確保する。家事も適当。体を休めることをいちばんに、夜のゴールデンタイムには少なくともベッドでごろごろしているようにしました」（Tさん）

また、Tさんの食事チェックでタンパク質不足がわかりました。「毎食魚や肉または豆腐を食べるように」のアドバイスに、「豆腐はできるだけ朝晩食べました。

和食のほうがタンパク質がとりやすいので、納豆、きなこヨーグルト、卵（焼いたり、スープにしたり）、焼き魚などをよく食べていました」と、これも忙しい中で、頑張りましたね。

そして私のサロンに通われて1年弱、「21時に寝ましょう」とお伝えして半年。41歳になり、エネルギーが蓄えられたところで体外受精をし、出産に至りました。

「もっと早く子どもをつくる努力をすればよかったな、とは思いましたが、**こればっかりは努力をしたからといって必ずできるものではないので、そこは冷静に理解をし、42歳になってもできなければあきらめようと思っていました。**夫婦での生活もとても楽しかったので、このままでもよいと思うようにしていました」と話してくれましたが、Tさんはメンタルも落ち着いていたのが功を奏したのではないでしょうか。

「でも、実際にはつらかったときもありました。こんなにやっているんだからという焦りがあり、終わりのない道に思えたことや情報の波におぼれそうになったときもあります」と言いつつ「割といつも前向きなので、ときどき沈みましたがそれほどでもないです」と乗りきる強さもありました。

実はTさん、深夜まで働くこともあるバリバリのキャリアウーマンだったのです。仕事をなるべく早く終えて帰れるように社内での調整を行い、21時（遅くても22時）に寝ることを実行しました。かなりの仕事量だったでしょうし、社内ですぐに理解を得ることはなかなかできなかったことでしょう。それでもTさんは、根回しをし、自分の気持ちを伝えて早く帰ることを可能にしていきました。Tさんのように、**強い意思が妊活養生には欠かせません。**

最後に、Tさんから妊活中の皆さまへのアドバイスです。

「まず、高齢女性の妊娠対策でやることは、仕事を減らすこと、早く寝ること、食事のタンパク質を増やすこと、この3つです。皆さんもどうぞしっかりと取り組んでください」（Tさん）

28歳から妊活を始めたOさん（44歳）の場合

少し特別な例になりますが、Oさんは旦那様の精子を凍結し、顕微授精で妊娠・出産されました。Oさん自身は「どこにも不調はないのに妊娠しない、元気いっぱい不妊」のタイプでした。

「私の場合、夫の体の関係で自然妊娠はできず、精巣から精子を取り出して凍結し、それを使って顕微授精する以外に選択肢はありませんでした。28歳で初めて顕微授精をし、同じ年に2回胚を子宮に戻しましたが育たず、中断してしまいました。それから子どもがいない生活もありかなと思っていたのですが、35歳をすぎて卵子がぐっと老化する年齢になり、もう一度チャレンジしてみることに決めました。38歳で不妊治療を行っているクリニックに行ってみたところ、今度は卵胞がうまく育たず、近所の漢方薬局ですすめられた漢方薬を飲んでみることに。39歳のときには顕微授精を3回しましたがうまく育たず、40歳のときの顕微授精で一度妊娠反応が出たものの、9週で流産しました。40歳になっていたので、もう時間がありません。家から遠いけれど、評判のいい不妊専門クリニックに転院を決意し、同時にシーちゃん先生のところにも相談にうかがったんです」（Oさん）

Oさんにお会いしてすぐ、21時に寝ること、体を疲れさせないことをビシバシと言わせていただきました。だって、基礎体温でも疲れている状態がわかりました し、年齢的なことを考えると、もう時間がないんですから。でも、Oさんは食生活はすごくよかったんです。だから、あとはエネルギーを蓄えるだけでした。転院してすぐに顕微授精をするも、うまくいかなかったとのことでしたので、やみくもに採卵しても無駄だと思い、治療を休むことも提案しました。

「転院したばかりでこれからというときに、治療を休むことは少し勇気がいりました。でも、言われたとおりにしてみようと思い、それまで夜は、23時か24時に寝ていましたが、いきなり21時に寝る生活に。夫にも事情を話して、協力してもらいました。最初はすぐには寝つけなかったものの、必ず21時に横になるようにしていると、だんだん慣れてきてすぐに寝られるようになるんですよ。それともう1つ。体力をつけようと、マラソンやスポーツジムでの運動をしていたんですが、それは逆

夜23～24時に寝ていたころの基礎体温

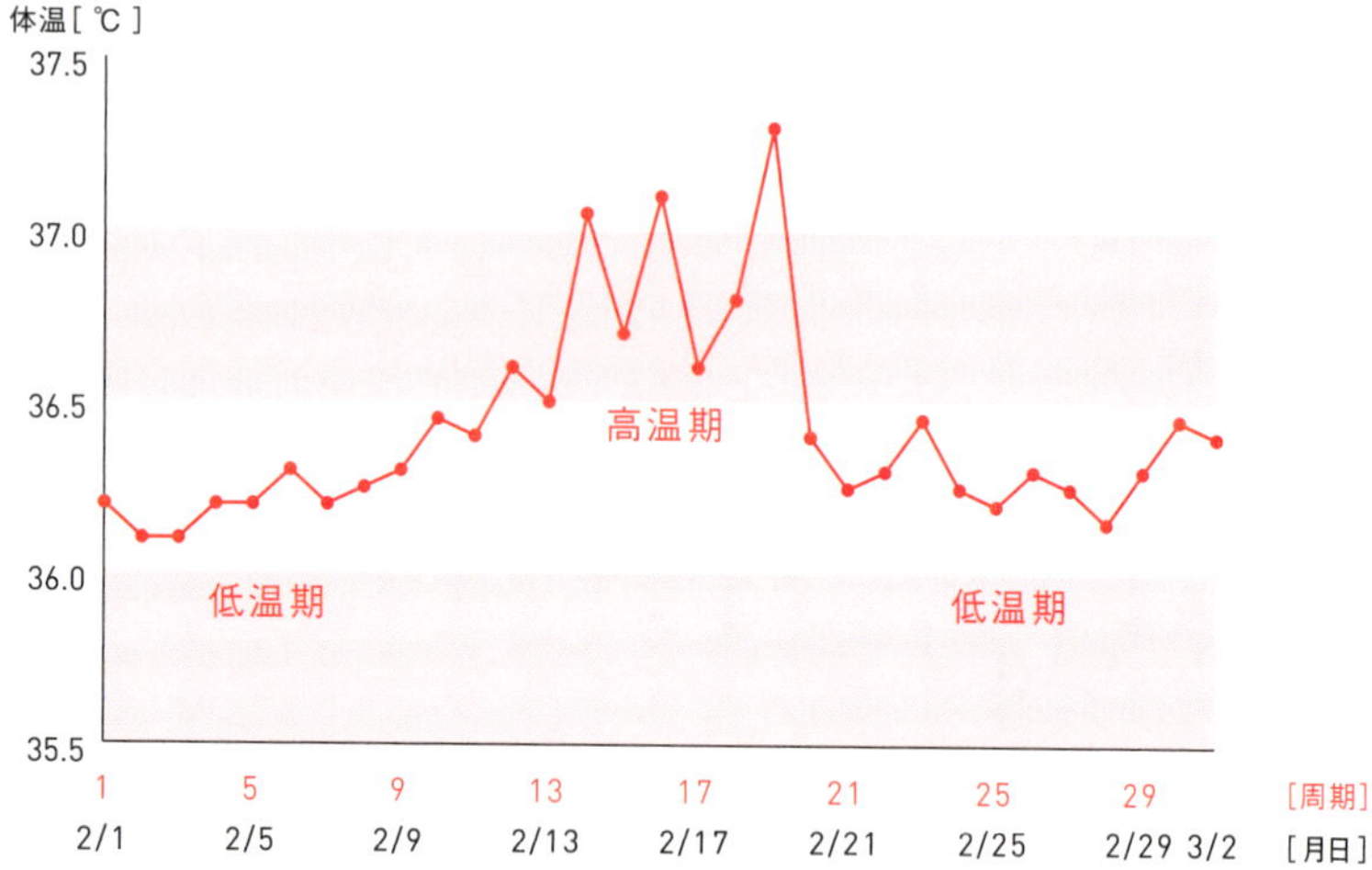

とても疲れている状態で、エネルギーを温存するように言われていたころのもの。

効果で体力の消耗になるとも言われて、運動はエアロビクスだけにして養生しました」（Oさん）

そうしているうちに、基礎体温がどんどん改善されていきました。

「基礎体温の計測を続けていると、自分でもよくなってきていることが目に見えてわかります。そうなると、早く治療を再開したくなり、毎日のようにシーちゃん先生に『まだですか？』と聞いてしまいました。41歳ですから、焦っていて」（Oさん）

何度も聞かれましたよ。だけど、「もう少し待って」と私も何度も答えました。

「自分の調子がよくても、夫の凍結精子は

夜21時に寝るようになってからの基礎体温

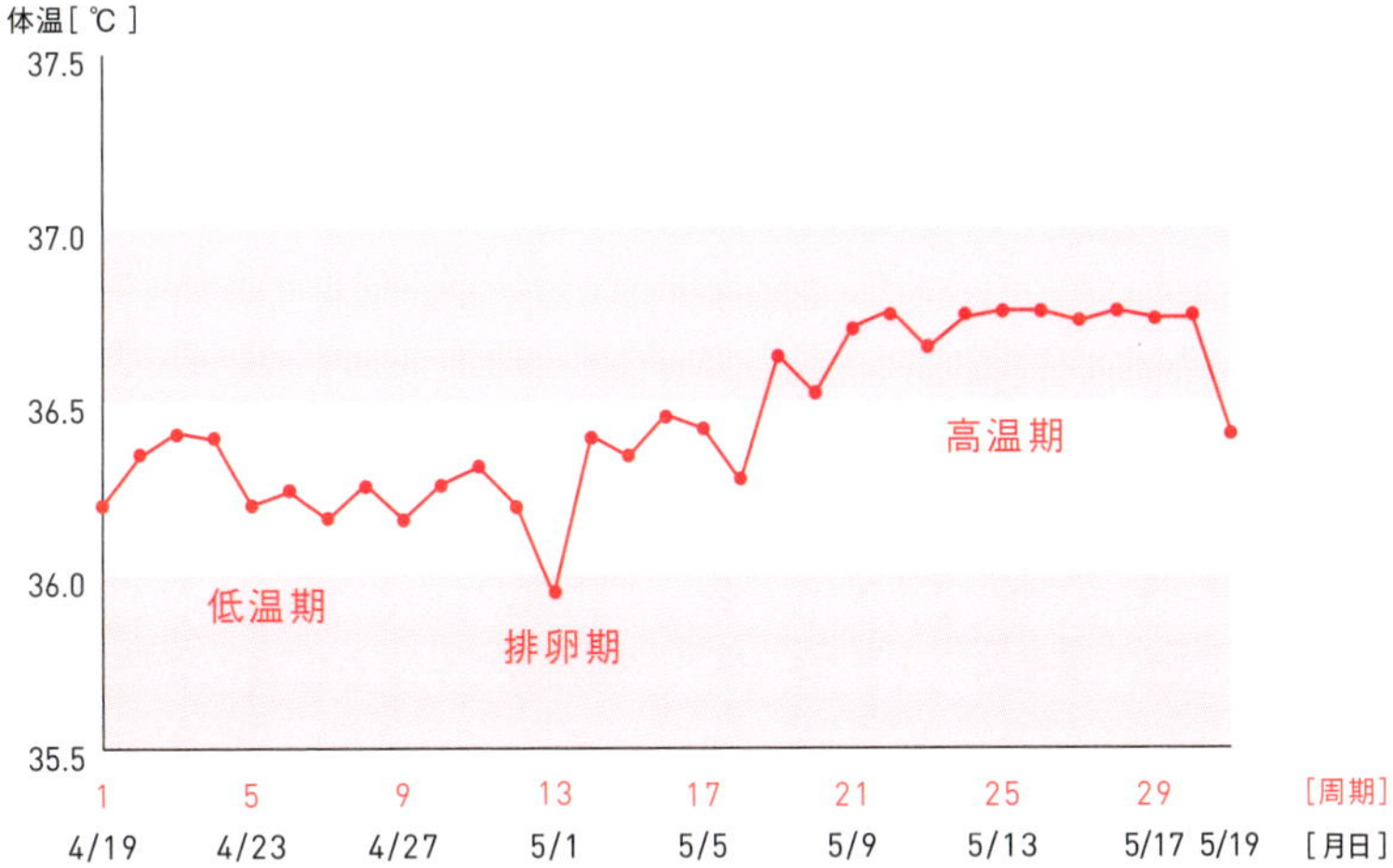

基礎体温が整ってきて、治療再開はまだかと毎日のように聞いていた。

残り3回分しかありませんでした。焦りは禁物。満を持して臨まなければ。その後治療を再開したところ、一度で妊娠し、その後切迫流産で20日ほど入院しましたが、無事出産することができました。

でも、産後4カ月くらいから体調を崩し、『産後うつ』になってしまったんです。実家を頼り、1年ほどですっかりよくなりましたが、これは予定外でした。**『産後うつ』になることもあるということ、具合が悪かったら、すぐに出産した病院などに相談すること**は皆さんにお伝えしておきたいですね」（Oさん）

常勤から非常勤にし、43歳で出産したMさん（44歳）の場合

41歳で結婚したMさんは、妊活のために多忙な職場を退職して日勤だけの常勤の職場に変更しました。その後非常勤になり、不妊治療にも取り組みました。以前は、夜遅くまで残業することもあったようで疲れていたせいか、Mさんのタイプは「見た目が老女の腎虚不妊」でした。

「常勤で働いていたため、自分の都合で仕事をセーブすることが難しかったので、**妊活と不妊治療を本格的にするために非常勤にし、併せて単発の派遣の仕事をするスタイルに変更しました。**非常勤の職場にはあらかじめ妊活をすることを伝え、理解があったため、遅くても18時過ぎには帰れるようにしてもらい、派遣のほうは基本的に残業がないので定時に帰っていました。

私の場合、いつか妊娠・出産できるだろうと将来を楽観的に思っていました。しかし現実は甘くなく、結婚も41歳で高齢、若干の焦りもありました。実際、流産も経験し、統計上の流産の高確率に私は当てはまるなと……。それでも、自分は流産

したものの、妊娠はできているからまだ大丈夫だと夫婦で思っていました」（Mさん）

なぜかMさんのように「私はそのうち妊娠できる」と思っている方が多いんですよね。でも35歳をすぎると、女性の生殖機能はどんどん衰えていくわけですから、うかうかしていられません。

「それまでは、産婦人科で卵巣年齢などの検査も行っておらず、42歳でやっと自分の体を知ろうと思い、血液検査を受けに行って現状を知りました。その後、自然妊娠をしたものの、2度目の流産……。3カ月ほどして体外受精を試みましたが、分割が進まず、終了。そんなときにシーちゃん先生のブログを発見し、『早く寝る』を実行してみたんです。

21時に就寝を1カ月実践してみたところ、基礎体温がすごくきれいになりました。21時に寝る前は排卵期も定まらない状態だったのに、排卵期から高温期の立ち上がりもはっきりし、元気になっていたんです。それでこの先生はすごいと思い、カウンセリングの申し込みをしました」（Mさん）

妊活を始めたころ

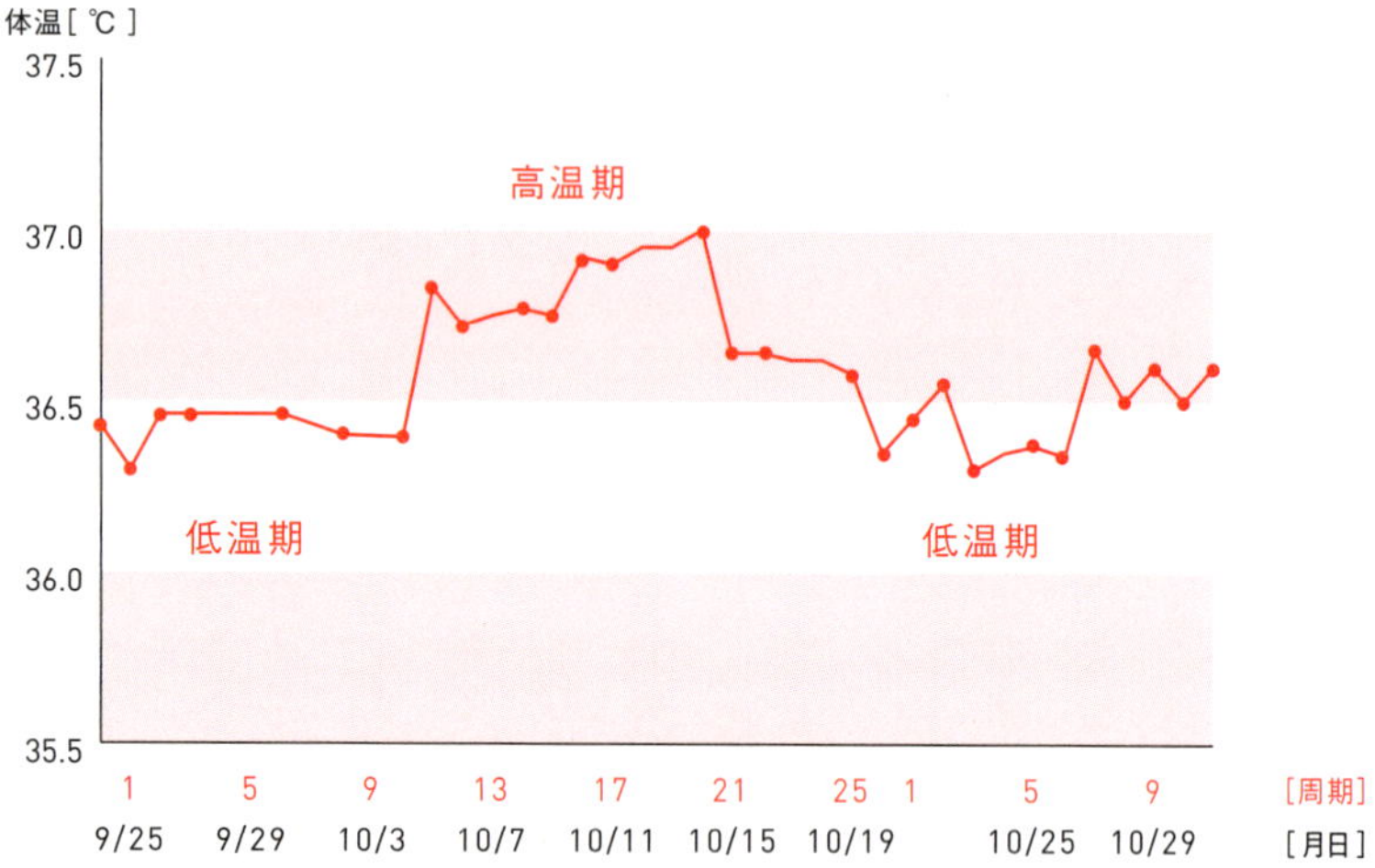

飛び飛びで計測していたのだが、体温は安定していなかった。

21時に就寝を始めてから

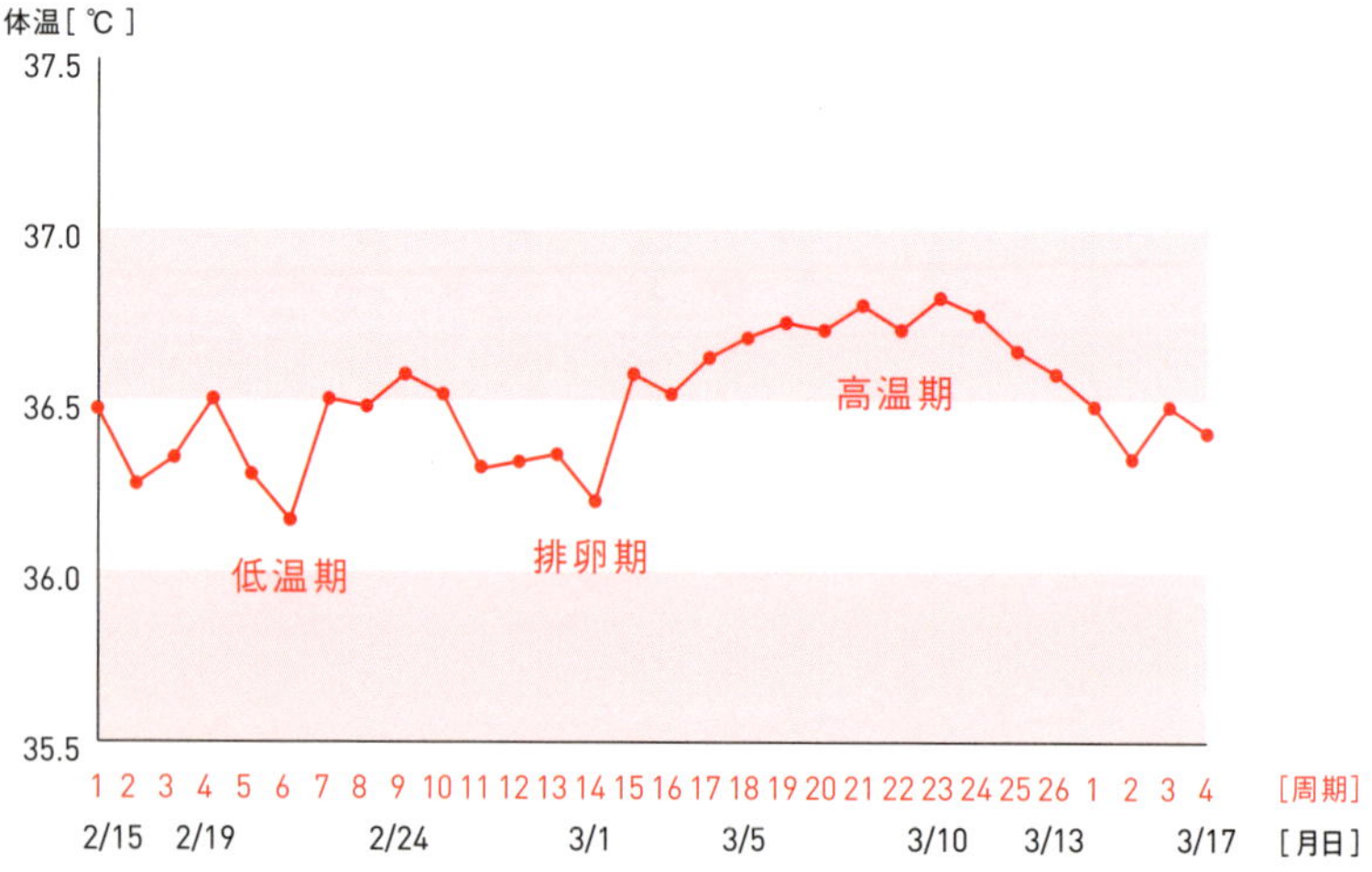

「早く寝る」を実行したところ、すぐに高温期が安定していくのがわかった。

初めてMさんにお会いしたのは、あと数カ月で43歳になるときでした。メンタルを心配しつつ、叱咤激励することにしました。

「メンタルは強くないと思います。心配性ですし、また流産するのではと不安でした。シーちゃん先生は、私のメンタルのことが心配でほかの先生にも相談してくださっていたようです。2回流産しているし、高齢で後がないという焦りもあり、不安な気持ちのことが多かったですが、ビシッと言ってくださる先生の言葉に前向きになったり、気づかされたり、肯定的な気持ちになれたりしました」（Mさん）

そして私に言われたとおり、「もっと早く寝る」を実行！

「シーちゃん先生にもっと早く寝て養生しようと言われ、食事のしたくを16時過ぎくらいから行い、18時には食べてその後入浴し、19時30分に就寝するというスケジュールにしました。さらには、夫婦一緒のベッドに寝ていましたが、主人が帰る時間がいつも遅く、ベッドに来るときに私が起きてしまうので、先生から別々に寝るようにとアドバイスを受けて、すぐその日から別々に寝るようにしたんです。

主人は、午後〜夕方以降の仕事が多く、それまでの時間は休んでいます。帰宅時間も終電前後のため、家事の協力は望めず、それぞれ別々の生活スケジュールで動いていました。ですが、妊活のために仕事をセーブしてもよいということを言ってくれ、私が早く休めるように寝室を別にすることも了承してくれました」（Mさん）

Mさんには、早く寝ることと同時に、タンパク質をとるようにお話ししていたのですが、「**食事は、アドバイスを受けて和食中心です。一食につき、2種類以上はタンパク質をとり入れるようにしました。**仕事があるときは、前日に野菜たくさんの肉団子スープなどを作って、一度に野菜もタンパク質もとれるようにし、仕事から帰ってきたらすぐ食べて入浴し、19時30分には就寝するよう努めていました」とのこと。Mさんからうかがったメニューをいくつかあげておきます。

朝食例：白米か五穀米に具だくさんのみそ汁、タンパク質がとれる納豆が基本。

そこにもう1つ次のようなタンパク質がとれるおかずをプラス。

・生卵またはレンジでチンした卵
・魚肉ソーセージや缶詰の青魚
・サラダチキンや焼き魚

・鶏肉とごぼうとにんじんの煮もの
・さつま揚げなど
夕食例：白米か五穀米と、タンパク質や野菜がとれるおかずを中心にしたメニュー。
・ねぎとわかめと豆腐のみそ汁、じゃがいもときのことベーコンの炒め物、めざし2尾、トマト
・あおさのみそ汁、牡蠣と白菜のクリーム煮、鶏肉の香り焼き、チンゲン菜の炒め物、トマト
・キャベツと玉ねぎのみそ汁、金目鯛の干物、ひじきの煮もの（煮大豆、にんじん、油あげ入り）、かぼちゃの煮物

「ほかには、肉や魚と野菜をたくさん入れた鍋物、肉と野菜がとれる回鍋肉などをよく作っていました。

また、料理に使用する油はオリーブオイルにし、シーちゃん先生からの玉ねぎは血液サラサラになるとのアドバイスで、玉ねぎのしょうゆ酢漬けを用意し、豆腐にのせて食べたりしていました」（Mさん）

こうして数カ月、43歳の誕生日を迎える月にタイミングをとって、見事妊娠！

しかし、妊娠中も養生を続けることに……。

「私は妊娠初期からお腹が張って重苦しくなってしまい、数分しか動けなかったので、シーちゃん先生から『動かないで！　家族に頼って』と言われ、主人とも相談し、約半年実家の両親のところに行って養生生活を送っていました。ほとんど横になって寝て過ごし、食事や身の回りのことも頼っていました」（Mさん）

頼れる家族がいたら、頼ることはとっても大事なこと。Mさんもそのおかげで無事に出産されました。そして、この本を読んでくださっている方々に力強いメッセージをいただきました。

「シーちゃん先生のブログに出合えたことは運が良かったですし、おかげで愛しいわが子に会うことができました。**まずは自分自身の体を整え、心身ともに元気になることが大切。**母体が元気でないと授からないのだとシーちゃん先生のおかげで気づきました。

早寝、和食中心のタンパク質を多めにとり入れる食事をする、ストレスをためない生活をする。これは、現代女性にとって、なかなか難しいことだと思います。しかし、妊娠できない、子どもが授からないという方は、これをまず実践していただきたいと思います。**できない言い訳を考える時間はもったいないので、できるにはどうしたらいいかを考えてやってみてください。**私は、できないと思うよりも、子どもが欲しい、後悔しないようにやってみようという気持ちが勝りました。規則正しい生活こそが、妊娠・出産への近道です」（Mさん）

出産後、次の子不妊で養生を始めたAさん（44歳）の場合

最後は、もう1人子どもが欲しいと相談に来られたAさん。30代で4人出産し、40代になって妊娠するも、2度流産してしまいました。Aさんは、「妊娠・出産で疲労困憊、すっからかん不妊」のタイプでした。

「4人目の出産から5年たち、もう1人子どもが欲しいと思い、42歳で子づくりを始めました。ところが、すぐに妊娠するも流産。半年後にもう一度流産を経験しました。つらかったです。時間はどんどん過ぎていくし、どうしていいものやらわからずに途方にくれていたとき、シーちゃん先生に出会いました」（Aさん）

元気いっぱいに見えて、けっこう体が弱っていたんですよね。

「4人の出産と子育てで、疲れていたんだということがわかりました。そこで、『早く寝る』『疲れさせない』『タンパク質をとる』を実行することに。**それまで夜中の1時や2時に寝ていたのを、いきなり21時に就寝。**夫の晩酌につきあって、ダラダラと起きているのをやめました。夫は『本当にそうするの？　そんなに早く寝

るの？』と不満そうでしたが……」（Aさん）
旦那様と2人で私のサロンにいらしてくださいましたよね。
「実は、2度の流産でもう1つつらかったのは夫との温度差でした。『流産したのも、つらいのも私。リミットを感じていたのも私』で、のんきそうにしている夫とのギャップに悩みました。もう1人子どもが欲しいというのは夫婦2人の気持ちでしたので、私の意気込みを夫に伝えるためにも一緒にうかがいました！」（Aさん）
サロンでは、生活習慣の見直しをビシバシ言わせていただきましたよ。
「夫にも一緒に聞いてもらってよかったです。**改善するところを共有できた**ことで、夫もしぶしぶでしたが納得してくれましたので」（Aさん）
それまで寝るのが遅すぎでしたよね。
「21時に寝る生活を始めたものの、なかなか眠れなくて……。寝つけないと、寝なきゃいけないというプレッシャーでそれが焦りになりました。それでシーちゃん先生に相談し、睡眠を助ける漢方薬を飲んでみることにしたところ、なんとなく気分が楽になりました」（Aさん）

焦りはストレスになりますから、注意しないといけませんね。本当に眠っていなくても、21時に横になって体と脳を休めるくらいの気持ちでいいんです。自分を疲れさせないことが重要なんですから。

「疲れさせないといえば、子どもたちのことも大変でしょうと聞かれたのですが、上の子たちは自分でなんでもできるし、もともと散らかってても気にしない性格なので『まあ、いいか』と疲れさせないことを最優先にし、とことん手を抜きました。**ずぼらでおおらかに、ちょっとくらいなら気にしないこと**、これがポイントです。『流産のあとは6カ月はタイミングはとらない』と言われたこともあり、プラス2カ月たってからGO！　養生を始めて、9カ月で妊娠し、その後無事に出産することができました」（Aさん）

手抜きをするのは大賛成です。細かいことにこだわっていると、いつまでたっても家事は終わらず、休むことができませんからストレスにもなります。Aさんも「私は、漠然とした不安や焦りもストレスにつながると考えました。それで『妊活としてやれることはすべてやる（家事は手抜きでも！）。すべてやりきり、それでもダメだったらしかたない』というスタンスでいることにしたんです。割り切ることがストレスの軽減につながりました。

シーちゃん先生からのアドバイスは愚直に守り、そのほかに手足を冷やさないなど、基本的なこと、思いつくやれることはすべてやり、『人事を尽くして天命を待つ』という感じでしょうか」と話してくれました。

やっぱり、妊活はメンタルがとても大事ですね。私の経験からいうと、淡々と現状を受け入れる、こうした姿勢でいる人は、うまくいくことが多いように思います。

この本を読んでくださっている皆さまに、再度、瞑想をおすすめしたいと思います。焦りが出て気持ちが落ち着かないとき、嫌なことがあったとき、肩の力を抜いてゆっくりとした呼吸を繰り返してみてください。それだけであなたのオーラが違ってきます。

気持ちが落ち着いたところで、最強の妊活を続けていきましょう！

おわりに

虚弱な私が43歳で妊娠・出産したことで、たくさんの高齢妊活女性が相談に来店されるようになりました。その多くが、先に述べた「腎気が人より充実している」という状態からは程遠い女性ばかりです。

腎気がかなり不足している女性たちをどのようにして妊娠・出産に導くか、私は今日も思い悩み、試行錯誤し、もがき苦しみながら対応に当たっています。一方、残念ながら、相談する側は自分の体としっかりと向き合っているとはいいがたい方が多いです。

「仕事はやめたくない」「甲状腺疾患や甲状腺トラブルがあるのに、仕事をやめられないどころか管理職をやめられない」「早く寝られない」「甘いものをやめられないで、注意されても毎日1回のデザートをずっと食べている」などなど、自分の体と向き合っているとは思えない女性が目につきます。

私は多くの女性に伝えました。

「虚弱な私が仕事をやめないで妊活すると決めました。38歳からの第一子妊活は1年と期限を決めたのです。1年で妊娠するおおよその確率は80%(年齢もありますから40代ですと数字は異なります)。その大多数の8割に入りそうにもない自分が、仕事をやめないと決めた。もし子どもができなかったら、きっと私の両手では仕事をこなすのに精一杯で、子どもが入る余力がないのだと思って子どもを諦める。そのうえでできることを精一杯やってみようと決断したのですよ」と。

期限を決めて、仕事を続けながら妊活する、この決断とともに、私は本当にやれることはすべてやりました。仕事も続けましたが、自分の体を疲れさせないようにあらゆる手段を使って妊活に力を注いだのです。自分ができることをとことんやってみるのはとても大事です。今までと同じ生活をしていても、腎気を充実させることはできません。

その後、私は第一子を妊娠・出産し、仕事復帰（社長は産休や育休がなく、1カ月ちょっとで復帰）したものの、かなり無理があって体が消耗していました。ようやく元気になってきたかなとなるまで、時間がかかってしまったんです。そのため、第二子の妊活は、42歳からのスタートです。

卵胞チェックに通ったお医者さまには40歳、41歳あたりだったらいいのにと言われたこともありました。私は黙っていましたが、年齢だけではないのです。私が元気かどうかが大事なのです、そのころは元気ではなかった、疲れていた。だから妊活しても結果は出なかったと思います。

最後の妊活は43歳から44歳になる1年と決めて取り組みました。妊娠すればかなり体力を消耗することが目に見えていましたので、それからは仕事を1週間2回の相談日に絞りました。妊娠後のご新規の方は、「妊娠中で体調が悪いので、満足いく接客はできませんけれど、それでもよろしいですか？」とお伺いをしたうえでの接客です。途中、妊娠悪阻《にんしんおそ》で入院。血圧が下がってしまい多分貧血もあったからだと思いますが、動悸が激しく階段の上り下りも息切れしてヘトヘトでした。

こうして妊娠・出産ができたということは、自らの体に、日々の元気以上に余った力が貯金され、妊娠・出産するまでのパワーがある程度十分になったという意味を持つと思います。

でも、そのあとに不眠不休の子育てが始まるのです。その余力もぜひ考えて欲しいと思います。子育てに休みなしですから。無理を押して妊娠・出産し体調が戻らず、つらい子育てを強いられている女性が少なくはないからです。

日々の生活がいっぱいいっぱいで、疲れ切って余裕がなく、迫りくる妊娠・出産のデッドラインを静かに見つめる勇気もなく、精神的にも追い詰められていく高齢妊活女性たち。そんな皆さんにお伝えしたいことは、「心静かに自分の体と向き合って、今の生活の延長線上に元気いっぱい、十分に力みなぎる未来があるのかどうかを考えてみて欲しい」ということです。そのうえで後悔のない決断をして欲しいと思います。

また、30歳を過ぎて結婚がまだであったとしても、将来子どもを産みたいなと考えている女性は、今から食事に気をつけてしっかりと睡眠をとり休息しましょう。自分の体力に自信がなければ負担のない仕事を選びましょう。
それらの養生生活の日々が高齢での妊娠・出産に大きく影響を与えます。私は35歳ごろ、女性社長仲間の誘いを断って早く寝ていました。女性社長たちはみなパワフルで夜遅くまで飲み歩いていましたが、私はそのお誘いを断り、早く寝る生活を送っていたのです。再び血痰を吐く日々を繰り返したくない、再び体調を壊したら自分の会社をたたまなければいけないから、それだけは避けたいと思ってのことです。

それがのちに結婚し、高齢妊娠・出産に大きく影響するとはそのときは思ってもいませんでした。実際に44歳や45歳で出産された女性に伺ってみると、「もともと妊活する前に早く寝ていた。もともと3食はしっかりとタンパク質を食べていた」と私の養生を知る前から、長期にわたって体に気をつかっている女性が多くいらっしゃいました。体の基礎づくりができているため、結果が出たと考えてもいいと思います。

この本を手にとったあなたは、今何歳ですか？
今の生活は養生生活でしょうか？
自らの体の声に耳を傾けて生活していますか？

ぜひ、今から自分の体と相談しながら「腎の貯金」ができるような1日をお過ごしいただければと思います。多くの悩める高齢妊活女性が妊娠・出産につながるように祈りつつ筆を置きます。

峯村静恵

峯村 静恵（みねむら しずえ）
国際中医専門員、漢方アドバイザー、旧薬種商試験合格、現登録販売者。2003年6月より延べ5万人を超えるカウンセリング実績を誇る漢方サロン株式会社アクシスアン代表。相談者が「養生生活を頑張ります！」と約束しない限り予約は取らない。この厳しさは元気になって欲しいからこそで、結果として多くの体質改善の報告を受ける。その実績から医療従事者も遠方から相談に訪れる駆け込み寺となっている。虚弱体質でありながらも、第一子を38歳、第二子を43歳という高齢で自然妊娠、出産。その経験をもとに不妊女性への妊活養生メソッドを確立。ブログで紹介したところ大きな反響を呼び、養生生活を実践する妊活ブロガー達を次々に妊娠・出産へと導いている。著書に『キレイ＆元気のための「漢方」＋「薬膳レシピ」』（新井友加里と共著、技術評論社)、『待ったなし！ 崖っぷち高齢不妊女性のための超スパルタ妊娠マニュアル』(ギャラクシーブックス)がある。

38歳《さい》でも妊娠力《にんしんりょく》が高《たか》まる！最強《さいきょう》の妊活《にんかつ》

2019年5月18日　初版発行
2020年6月25日　再版発行

著者／峯村《みねむら》　静恵《しずえ》

発行者／川金　正法

発行／株式会社KADOKAWA
〒102-8177　東京都千代田区富士見2-13-3
電話　0570-002-301(ナビダイヤル)

印刷所／大日本印刷株式会社

ISBN 978-4-04-604149-4 C0077